"十二五"普通高等教育本科国家级规划教材配套教材

国家卫生和计划生育委员会"十二五"规划教材配套教材
全国高等医药教材建设研究会"十二五"规划教材配套教材

全国高等学校配套教材
供医学检验技术专业用

临床免疫学检验技术实验指导

主　编　刘　辉

编　者(以姓氏笔画为序)

王雪松(北华大学医学检验学院)

朱小飞(新乡医学院)

刘　辉(大连医科大学)

李　妍(吉林医药学院)

李慧玲(佳木斯大学检验医学院)

张　波(第三军医大学)

陈　晨(大连医科大学)

陈　敏(福建医科大学)

武永康(四川大学华西临床医学院)

夏　圣(江苏大学医学院)

黄俊琼(遵义医学院)

秘　书　陈　晨(兼)

人民卫生出版社

图书在版编目（CIP）数据

临床免疫学检验技术实验指导/刘辉主编.—北京：人民卫生出版社,2015

全国高等学校医学检验专业第六轮暨医学检验技术专业第一轮规划教材配套教材

ISBN 978-7-117-20181-0

Ⅰ.①临…　Ⅱ.①刘…　Ⅲ.①免疫学-医学检验-医学院校-教学参考资料　Ⅳ.①R446.6

中国版本图书馆 CIP 数据核字（2015）第 005335 号

人卫智网　www. ipmph. com	医学教育、学术、考试、健康， 购书智慧智能综合服务平台	
人卫官网　www. pmph. com	人卫官方资讯发布平台	

临床免疫学检验技术实验指导

主　　编：刘　辉

出版发行：人民卫生出版社（中继线 010-59780011）

地　　址：北京市朝阳区潘家园南里 19 号

邮　　编：100021

E - mail：pmph @ pmph. com

购书热线：010-59787592　010-59787584　010-65264830

印　　刷：河北博文科技印务有限公司

经　　销：新华书店

开　　本：787×1092　1/16　印张：10　插页：1

字　　数：250 千字

版　　次：2015 年 2 月第 1 版　2025 年 1 月第 1 版第 17 次印刷

标准书号：ISBN 978-7-117-20181-0

定　　价：29.00 元

打击盗版举报电话：**010-59787491**　**E-mail：WQ @ pmph. com**

质量问题联系电话：**010-59787234**　**E-mail：zhiliang @ pmph. com**

2012 年教育部公布《普通高等学校本科专业目录(2012 年)》,目录规定医学检验技术专业授予理学学士学位。为了适应新的培养目标,本教材进行了改版。与前一版相比,本书强调以技术为主线,增加了免疫检测上游技术(免疫诊断试剂的研发)、免疫检测中游技术(免疫检测的质量控制),适当删减了免疫检测下游技术(诊断效果评估)的部分内容。当前,强调对大学生科学创新能力的培养,对理学学位学生的培养也更加强调科研能力,因此,本教材增加了基于免疫技术的科研设计训练、大学生"挑战杯"选题和"PBL"教学等内容。应当强调的是,实验教学是引领学生通过感性认识认识事物的教学,因此,我们主张科研设计训练,大学生科研选题应该结合具体实例,使学生产生间接的感性认识,同时要让学生多做实验,产生直接的感性认识,增强教学效果。

本书每个单元设有验证型实验和设计型实验。验证型实验主要在基础学习阶段进行,以达到验证理论和培养技能的目的;设计型实验要求利用基本的理论和实验知识以解决和验证某一具体的科学问题为目的进行实验设计,是一个主动的实验探索过程,可以采用讨论的方式完成,更鼓励在实验室实施设计的实验。单元专题讨论旨在与理论教材配合,通过理论课和实验课的学习,启发学生提出有关问题,以及为解决这些问题可采取的措施。该部分将引领学生涉猎某一领域前沿知识与技术,建议在实验的间隙组织学生分组学习、讨论,发挥小班授课的优势,弥补大班授课的不足。为方便学习,本书对各单元的实验内容编写了PPT、单元讨论提示以及部分内容示范教学录像,在指定的网站上可以方便调取,与本书配合使用。需要注意的是讨论提示并不是讨论题的唯一答案。

免疫学检验技术发展日新月异,很多检验技术不能在教学实验室中完成,因此,到临床实验室中学习也是免疫学检验技术实验教学的重要内容,为此,本书还增加了临床见习的内容进行教学,达到实验教学的目的。这些内容也是临床实验室实习的要点,所以,本书也可以在临床实验室实习中参考使用。

本书的编者全部来自教学一线,大多具有临床实验室工作经历,有多位是医院检验科主任,具有丰富的教学和实践经验,主张针对当前免疫学检验技术的热点问题选择和设计实验,这在他们撰写的章节中能够很好地体现出来。本书主要的参考书是《临床免疫学检验实验指导》(第 4 版),在此向该书的作者表示衷心感谢!免疫学和免疫学检验技术为载体的新技术和新指标不断出现,教育改革也在不断深入进行,限于编者的认识水平,不足之处,希望广大师生对本书提出宝贵意见。

刘　辉

2015 年 1 月

目　录

第一单元
免疫沉淀类实验

沉淀反应(precipitation)是可溶性抗原与相应抗体在电解质存在的条件下发生特异性结合,在二者比例适当处形成肉眼可见的沉淀现象。沉淀反应分为两个阶段,第一阶段为抗原抗体特异性结合阶段,此阶段可以在几秒到几十秒内瞬间完成,出现不可见的可溶性复合物。第二阶段为形成可见的免疫复合物阶段,反应较慢,需要几十分钟到数小时完成,受抗原抗体比例、分子大小、亲合力、电解质浓度和反应温度的影响,沉淀反应中可根据此阶段形成的沉淀线或沉淀环来判断结果。沉淀反应根据反应介质和检测方法的不同,主要包括凝胶内沉淀试验和液相免疫沉淀试验。凝胶内沉淀试验是利用可溶性抗原和相应抗体在凝胶中扩散,形成浓度梯度,在抗原抗体相遇并且比例适当的位置形成肉眼可见的沉淀线或沉淀环。常用的凝胶包括琼脂、琼脂糖、聚丙烯酰胺凝胶等,适宜浓度的凝胶实际是一种固相化的缓冲液,呈网络结构,将水分固相化,抗原和抗体蛋白质在凝胶内自由扩散如同在液体内自由运动。抗原抗体复合物由于分子量超过凝胶网孔的限度而被网络在凝胶中,形成沉淀。凝胶内沉淀试验包括免疫扩散试验和免疫电泳技术,液相免疫沉淀试验包括环状沉淀反应、絮状沉淀反应和免疫浊度分析。本单元重点介绍双向免疫扩散试验、单向免疫扩散试验和对流免疫电泳。

验证实验一 双向免疫扩散试验

双向免疫扩散试验(double immunodiffusion assay)是指可溶性抗原与相应抗体在半固体琼脂介质中各自向对方扩散,彼此相遇后在浓度比例恰当处发生特异性结合,出现肉眼可见的沉淀线。根据沉淀线的位置、形状及对比关系,可对抗原或抗体进行定性分析。本试验以双向免疫扩散试验的方法检测健康人血清 IgG 的扩散效价。

【实验原理】

在琼脂凝胶中,待检人血清 IgG 和羊抗人 IgG 抗血清在不同孔内各自向四周扩散,在比例恰当处形成肉眼可见的白色沉淀线,证明两者发生特异性结合反应。

【试剂与器材】

1. 抗原 健康人血清,用生理盐水做 1∶5 ~ 1∶40 系列倍比稀释。

2. 抗体 羊抗人 IgG 抗血清。

3. 10 ~ 15g/L 琼脂糖或琼脂粉以生理盐水配制,隔水加热煮沸后备用。

4. 载玻片、三角烧瓶、微量加样器、打孔器、5ml 吸管、吸球、湿盒、水浴箱、温箱等。

【操作步骤】

1. 制备琼脂凝胶 用生理盐水配制 10 ~ 15g/L 琼脂,隔水加热煮沸备用。

2. 浇板 将载玻片置于水平台上,用吸管吸取 4 ~ 4.5ml 融化的琼脂倾注于洁净的载玻片上,滴加时注意过程需要连续但速度不要过快,要使琼脂盖满整张玻片,使其均匀、饱满、勿溢出并避免产生气泡。静置待凝(10～15分钟),制成薄厚均匀的琼脂凝胶板。

3. 打孔　将梅花形打孔模板至于琼脂凝胶板下,用直径3mm的打孔器打孔,使其孔径为3mm,孔距4mm,孔要求圆整光滑,孔缘不能破裂,底部勿与载玻片脱离。如图1-1所示。

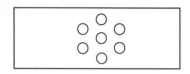

图1-1　双向免疫扩散试验打孔示意图

4. 加样　用10μl微量加样器分别取抗原(待检人血清IgG)、抗体(羊抗人IgG抗血清)加入孔中。中心孔加入抗体,周围孔分别加入不同稀释度的抗原。

5. 温育　将已加样的琼脂凝胶板平放于湿盒内,置37℃温箱温育24小时,观察沉淀线。

【结果判断】

以出现沉淀线的健康人血清最高稀释度为人血清IgG的扩散效价。

【实验讨论】

1. 抗原抗体浓度的影响　当抗原和抗体浓度相同时,沉淀线居中;若沉淀线靠近抗原孔,说明抗体浓度较大;沉淀线靠近抗体孔,则表示抗原浓度较大。出现这一现象主要是因为浓度越大扩散越快,扩散距离越远,所以沉淀线靠近浓度低的一方。不出现沉淀线,可能为无相对应的抗体(或抗原)存在或者抗原过量。

2. 抗原抗体分子量的影响　当抗原和抗体分子量大致相等时,沉淀线呈直线。分子量越小扩散越快,分子量越大扩散越慢。扩散慢者扩散圈小,局部浓度高,形成的沉淀线弯向分子量大的一方。

3. 抗原性质的影响　若相邻两抗原形成的沉淀线互相吻合相连,表明抗体与两个抗原中的相同表位结合;若两条沉淀线交叉,说明两个抗原完全不同;若两条沉淀线相切,说明两个抗原之间有部分相同。因此可根据沉淀线的位置、形状、数目等,初步分析抗原和抗体的纯度、浓度、扩散速度等理化性状。

4. 扩散时间的影响　试验扩散时间要适当,一般在24～48小时内观察结果。时间过短,沉淀线不出现,时间过长会导致已形成的沉淀线解离而出现假象。

5. 方法评价　该方法简便易行,结果稳定可靠。除用于血清IgG的检测以外,还曾用于诊断和分析某些疾病,如检测AFP、HBsAg等,但敏感度低,所需时间长。

验证实验二　单向免疫扩散试验

单向免疫扩散试验(single immunodiffusion assay)是用已知抗体测定未知量的相应抗原,先将一定量的抗体混于琼脂凝胶中,使待测的抗原溶液从局部向琼脂内自由扩散,在一定区域内形成肉眼可见的沉淀环,从而根据沉淀环的直径与面积对抗原量做出计算。根据试验形式可分为试管法和平板法两种,试管法因沉淀环不易观察及定量,目前较少使用。平板法是由Mancini于1965年提出,是将一定量的已知抗体混于琼脂凝胶中制成琼脂板,在适当位置打孔加入抗原,在适宜温度和一定反应时间后,孔内抗原环状扩散形成肉眼可观察到的浓度梯度环。最后测量沉淀环的直径或计算环的面积,环的直径或面积的大小与抗原含量呈正相关。由于该方法简单、易于操作、便于观察,仍是此类试验中较常用的一种方法。本试验以单向免疫扩散试验的方法对待检人血清 IgG 进行定量测定。

【实验原理】

将一定量的羊抗人 IgG 抗血清成分混合于琼脂凝胶中,制成含有特异性羊抗人 IgG 抗血清的琼脂板,待琼脂凝固后打孔,并在相应孔中加入待检人血清 IgG。待检血清在琼脂板中向四周呈环状扩散,随着扩散时间的延长,沉淀环不断溶解与再形成,其直径也不断扩大,直到抗原抗体反应结束为止,在两者浓度比例恰当处形成肉眼可见的白色沉淀环,沉淀环的直径或面积与待检人血清中 IgG 浓度呈正相关。同时用标准免疫球蛋白或国际参考蛋白制成标准曲线(Fahey),适于处理小分子抗原和较短时间 24 小时扩散的结果。抗原浓度的对数 $\log C$ 与沉淀环直径 d 呈线性关系,常数 $K = \log C/d$,用半对数坐标纸画曲线,此为 Fahey 曲线,即可用以定量检测人血清 IgG 浓度。

【试剂和器材】

1. 抗原　待检人血清、免疫球蛋白工作标准(IgG 含量为 10.10mg/ml)。

2. 抗体　羊抗人 IgG 抗血清(单扩效价 1:100)。

3. 琼脂糖或琼脂粉、生理盐水、NaN_3。

4. 载玻片、微量加样器、打孔器、5ml 吸管、吸球、三角烧瓶、湿盒、水浴箱、温箱、半对数坐标纸等。

【操作步骤】

1. 制备抗体琼脂凝胶

(1)用生理盐水配制 10～15g/L 琼脂,加 0.01%(0.1g/L)NaN_3,隔水加热煮沸琼脂,置 56℃ 水浴中备用。

(2)吸取 99ml 已融化的琼脂于三角烧瓶中,置 56℃ 水浴中保温,将预温的羊抗人 IgG 抗血清 1ml 与琼脂充分混合,继续保温于 56℃ 水浴中备用。

2. 浇板　将清洁干燥的载玻片置于水平台上,用吸管吸取充分混匀的抗体琼脂 4～4.5ml 倾注于玻片上,置室温冷却凝固。要求浇板时要均匀、平整、无气泡、薄厚均匀。静置待凝(10～15 分钟),制成薄厚均匀的含抗体的琼脂凝胶板。

3. 打孔　琼脂凝固后,用打孔器打孔,孔径 3mm,孔距 10～12mm。要求孔打得圆整光滑,孔缘不能破裂,底部勿与玻片分离。如图 1-2 所示。

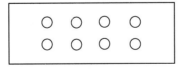

图 1-2　单向免疫扩散试验打孔示意图

4. 加样

(1)稀释人免疫球蛋白工作标准品:取冻干人免疫球蛋白工作标准品 1 支加蒸馏水 0.5ml,待完全溶解后,用生理盐水稀释成不同的稀释度。其稀释范围为 1:5、1:10、1:20、1:40,IgG 相应含量为 2020g/L、1010g/L、505g/L、252.5g/L。

（2）稀释待检血清：将待检血清用生理盐水做1：40稀释。

（3）用微量加样器分别吸取各稀释度的人免疫球蛋白工作标准品10μl加入到标准抗原孔，制备标准曲线。再用同样的方法吸取已稀释好的待检血清10μl加入到待检血清孔。

5. 扩散　将已加样的琼脂凝胶板平放于湿盒中，37℃温箱温育24小时，观察结果。如果沉淀环不清晰，可用生理盐水浸泡2~3小时。

【结果判断】

1. 绘制标准曲线　以各稀释度工作标准的沉淀环直径为横坐标，相应孔中的IgG含量为纵坐标，在半对数纸上按Fahey法绘制出标准曲线。如图1-3所示。

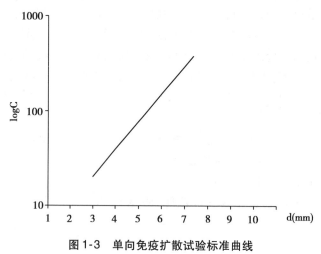

图1-3　单向免疫扩散试验标准曲线

2. 结果判定　待测标本血清中所含IgG量根据沉淀环直径查标准曲线，将查得的IgG含量乘以标本的稀释倍数，即待检标本血清中IgG的实际含量。

【实验讨论】

1. 注意事项　①抗血清要求亲和力强、特异性好、效价高。②每次测定必须制作标准曲线，标准曲线在16~24小时呈直线，48小时以上呈反抛物线。制作标准曲线的同时须测定质量控制血清，不可一次做成，长期使用。③出现结果与真实含量不符的情况主要发生在Ig测定中。④双重沉淀环现象多是由不同扩散率但抗原性相同的两个组分所致。⑤制备抗体琼脂凝胶时，免疫血清要与琼脂充分均匀，保温时间不能太长，温度不宜过高，一般为56℃左右，否则，抗体容易变性失活。但温度又不宜过低，过低时琼脂趋于凝固，不能浇板或浇板不均匀、不平整，均会影响试验结果。⑥沉淀环的直径以毫米为单位，尽量采用游标卡尺进行测量，以保证结果准确，在判断结果时若有误差，由于乘以稀释倍数，则误差将成倍增加。

2. 方法评价　该方法简便、稳定、易于学生操作，一般实验室均可开展。除检测人血清IgG含量外，还可用于健康人群或患者血清中IgA、IgM、补体、白蛋白、蛋白酶等蛋白质含量的定量测定。

验证实验三　对流免疫电泳

对流免疫电泳（counter immunoelectrophoresis，CIEP）是可溶性抗原和抗体在双向免疫扩散的基础上与电泳相结合的定向加速免疫扩散技术，此方法缩短了双向免疫扩散的时间，增加了试验的敏感性,是一种更为简便快速的方法。

【实验原理】

在偏碱性的缓冲液和适当的直流电场中,抗原和抗体的扩散具有一定的特点。在 pH 8.6 以上的缓冲液中,大部分蛋白质抗原等电点低解离带较强的负电荷,分子量小,受电渗作用小,在电场中向正极泳动;而大部分抗体属于 IgG,等电点偏高,在此种 pH 条件下只带微弱的负电荷,由于其分子量大,暴露的极性基团少,在电场中泳动缓慢,且受电渗作用(指在电场中溶液对于一个固定固体的相对移动。琼脂是一种酸性物质,在碱性缓冲液中带有负电荷,而与其相接触的溶液带正电荷,因此便向负极泳动,此为电渗)的影响,随水流向负极移动,电渗引向负极移动的速度超过了 IgG 向正极的移动速度,因此抗体移向负极,由此抗原、抗体就达到了定向对流,在抗原抗体最适比处形成白色沉淀线,根据沉淀线相对于两孔的位置可大致判断抗原抗体的比例关系。

【试剂和器材】

1. 抗原 人血清。

2. 抗体 抗人血清。

3. pH 8.6 0.05mol/L 巴比妥缓冲液。

4. 用巴比妥缓冲液配制 1% 琼脂,加热混匀备用。

5. 电泳槽、电泳仪、孔型模板、打孔器、滤纸、纱布条、微量加样器、载玻片、水浴箱、湿盒、吸管、吸球等。

【操作步骤】

1. 制备巴比妥琼脂凝胶

(1)取出一清洁载玻片,用 75% 乙醇冲洗干净,晾干备用。

(2)将 1% 巴比妥琼脂融化后,置 56℃ 水浴中备用。

(3)用吸管吸取 4 ~ 4.5ml 琼脂溶液滴加于玻片上,室温放置,待凝固后打孔,孔径 3mm,孔距 10mm。如图 1-4 所示。

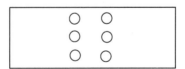

图 1-4 对流免疫电泳打孔示意图

2. 加样 用微量加样器分别吸取抗原 10μl 加入阴极侧孔内,抗体 10μl 加入阳极侧孔内,所加样品切勿外溢。

3. 电泳 将加样完毕的琼脂板置电泳槽的支架上,抗原孔置阴极端,抗体孔置阳极端,电泳槽内加 pH 8.6、0.05mol/L 巴比妥缓冲液置电泳槽的三分之二处,琼脂板两端分别用滤纸或纱布与缓冲液相连。

4. 通电 控制电流在 3 ~ 4mA/cm 板宽或端电压为 5 ~ 6V/cm 板长,电泳 30 ~ 60 分钟。电泳完毕后,切断电源,观察结果(注意避免触电)。

【结果判断】

在抗原和抗体两孔之间形成的白色沉淀线即为抗原抗体复合物。如果沉淀线不够清晰,于湿盒中 37℃ 保温数小时,可增强沉淀线的清晰度。

【实验讨论】

1. 注意事项 ①抗原抗体两者浓度相近,则在两者中间形成沉淀线;若抗原浓度高于抗体,沉淀线靠近抗体孔,抗原浓度越高,沉淀线越接近抗体孔,甚至超过抗体孔。②需要选择高特异性、高亲和力的抗体,否则结果难以判断。③抗原抗体的电极方向不能相反。电泳时所用电流不宜过大,时间不宜过长,以免蛋白质变性。④搭桥过程中要使滤纸与凝胶充分接触,保证电流均匀,避免沉淀线出现歪斜、变形。

2. 方法评价 ①此方法简便、快捷。敏感性比双向免疫扩散法高 8 ~ 16 倍,可测出蛋白质的浓度达 μg/ml。常用于某些抗原的定性检测(如 AFP、HBsAg 等),同时也可用于抗原的半定量测定,或根据沉淀线的位置、形状对抗原和抗体进行相对浓度的分析。②IgG 在对流免疫电泳中有独特的电泳形式:一部分泳向正极,另一部分泳向负极。IgG_3 和 IgG_4 与一般蛋白质相同,泳向正极,IgG_1 和 IgG_2 带电荷少,受电渗作用力大于电泳,而向负极移动。因此对流免疫电泳只是部分 IgG 的电渗作用所致。此种方法不适合于抗原为免疫球蛋白或抗原抗体迁移率接近的情况,否则会导致抗原抗体朝同一方向泳动。③对流免疫电泳由于该方法分辨率差,当多种抗原抗体系统同时存在时,形成的沉淀线常重叠,难以分辨,所以不用该种方法做某种抗原或抗体组分的免疫化学分析。

设计实验 抗原物质的变化及性质分析

大分子抗原物质经过理化因素处理之后是否发生了抗原性的变化,通过这些变化也可以推断抗原物质的结构和功能是否发生了新的改变。

【问题背景资料】

大分子的抗原物质在细胞和生物体的生命活动过程中,起着十分重要的作用,生物的某些结构和性状都与这些物质有关。现代分子生物学经常采用一些方法对大分子物质进行有目的的改造,如盐析、甲醛处理、加热、紫外线照射、超声波等,如处理不当这些物质会发生性质上的改变而凝结起来,这种凝结是不可逆的,而且会影响蛋白的性质。我们的目的为寻求是否有简单的方法对处理过程中蛋白的性质进行监控,以观察处理前后抗原物质的性质变化。

【实验设计提示】

首先制备出未处理抗原物质的抗体,用该抗体与处理前和处理后的物质分别进行免疫反应,观察处理前后抗原性是否发生变化。然后制备出处理后抗原物质的另一抗体,用该抗体与处理前和处理后的抗原物质分别进行免疫反应,观察抗原性是否有变化。通过了解抗原性的变化进一步推断大分子抗原物质的结构和功能是否有新的改变。在试验过程中,通过双扩的方法,观察各种抗原和抗体之间的反应及变化。如图1-5所示。

【小组讨论提纲】

1. 有哪些理化因素能够导致抗原性发生变化,变化的特点和意义是什么?

2. 免疫电泳的方法是否可以用于观察抗原物质性质的变化?

3. 是否能设计定量观察大分子抗原物质抗原性变化的实验?

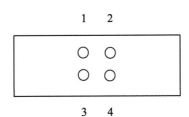

图1-5　双扩打孔示意图

注:玻片上方两孔分别为未处理抗原(1)和未处理抗原制备的抗体(2),玻片下方两孔分别为处理后抗原制备的抗体(3)和处理后抗原(4)

单元讨论　免疫沉淀类实验的发展

免疫沉淀类实验的发展经历了哪些历史阶段？现代仪器分析技术如何推动了沉淀类实验的发展？

（王雪松）

第二单元
免疫凝集类实验

凝集试验是一种经典的血清学反应,它是指细菌、螺旋体和红细胞等颗粒性抗原或表面包被可溶性抗原(或抗体)的颗粒性载体与相应抗体(或抗原)特异性结合后,在适当电解质存在下,出现肉眼可见的凝集现象。参与凝集反应的抗原称为凝集原,参与凝集反应的抗体称为凝集素。凝集反应由于方法简便,操作简单,在临床中广泛用于细菌鉴定、菌种分型、ABO 血型鉴定以及抗体效价测定等方面。

在免疫学检验技术中,凝集试验可以分为直接凝集试验和间接凝集试验两大类。

验证实验一　直接凝集试验

直接凝集试验(direct agglutination test)是指细菌、螺旋体和红细胞等颗粒性抗原与相应抗体直接反应,在适当电解质存在下,出现肉眼可见的凝集现象。可以用已知抗原检测未知抗体,也可以用已知抗体检测未知抗原。常用的试验方法有玻片凝集法和试管凝集法两种。本实验以肥达试验(Widal test)检测抗体的效价为例介绍试管凝集试验。

【实验原理】

将已知的颗粒性抗原(伤寒沙门菌)定量加入到倍比稀释的待测血清中,根据各稀释血清的凝集情况,判定血清中有无相应抗体及其抗体的效价。

【试剂与器材】

1. 抗原　伤寒沙门菌 O 诊断菌液($7 \times 10^8/ml$)。

2. 抗体　待检伤寒沙门菌免疫血清或疑似感染的伤寒沙门菌的待测血清,用生理盐水做 1:20 稀释(生理盐水 3.8ml 加待测血清 0.2ml 混匀)。

3. 其他　生理盐水、试管架、试管、刻度吸管、吸耳球、微量加样枪、恒温水浴箱等。

【操作步骤】

1. 试管准备　取干燥、洁净试管 7 支排列于试管架上,依次编号做好标记;每支试管中各加入生理盐水 0.5ml。

2. 血清倍比稀释　取 1:20 稀释的待测血清 0.5ml 加入到第 1 管,充分混匀后吸取 0.5ml 加入到第 2 管,混匀后吸取 0.5ml 加入到第 3 管,以此类推,第 6 管混匀后吸取 0.5ml 弃去,第 7 管不加血清作为阴性对照。此时第 1~6 管的血清稀释倍数依次为 1:40、1:80、1:160、1:320、1:640、1:1280。

3. 加诊断菌液　每管各加伤寒沙门菌 O 诊断菌液 0.5ml 混匀,血清最终稀释度依次为 1:80、1:160、1:320、1:640、1:1280、1:2560,血清倍比稀释方法见表 2-1。

表 2-1 试管凝集法操作程序

试管号	1	2	3	4	5	6	7
生理盐水(ml)	0.5	0.5	0.5	0.5	0.5	0.5	0.5
待测血清(ml)	0.5	0.5	0.5	0.5	0.5	0.5	弃去
伤寒 O 菌液(ml)	0.5	0.5	0.5	0.5	0.5	0.5	0.5
血清稀释度	1:80	1:160	1:320	1:640	1:1280	1:2560	阴性对照

4. 水浴 置 37℃ 水浴中反应 2 ~ 4 小时,取出观察结果或室温过夜,次日观察结果。

【结果判断】

将试管置于有良好光源和黑色背景映衬下,先不要振摇试管,观察管底凝集物的范围和上清液的浊度,然后轻摇或用手指轻弹管壁使凝集物悬浮,观察悬液浊度和凝集块的大小,用 + + + +、+ + +、+ +、+、- 等符号记录凝集现象。

1. 阴性对照管 无凝集现象,可见管底沉淀物边缘规整,呈圆形聚集状,轻轻摇动试管,细菌分散均匀混浊。

2. 试验管 伤寒沙门菌 O 抗原凝集物呈颗粒状,轻摇时不易散开,往往黏附于管底;H 抗原凝集物呈棉絮状,轻摇时易悬浮和离散。

根据凝集程度,试验结果可分为以下五级:

" + + + +":上清液澄清透明,细菌全部凝集,管底形成大片状凝集物。

" + + +":上清液较透明,细菌大部分凝集,管底形成片状凝集物,较小而薄。

" + +":上清液较混浊,约 50% 的细菌凝集并沉于管底,管底出现凝集环。

" +":上清液混浊,仅少量细菌凝集,管底可见沉积的细菌周边有稀疏、点状的凝集物。

" -":上清液混浊,无凝集,液体浊度与阴性对照管相似,细菌沉于管底呈边缘光滑的圆点。

3. 血清抗体效价 效价(或滴度)是指将标本作一系列倍比稀释后进行反应,以出现阳性反应的最高血清稀释度作为效价(或滴度)。血清效价代表血清中抗体的含量,血清效价愈高,抗体含量愈多。试验管出现" + +"以上的凝集现象即可判断为阳性,以出现" + +"凝集现象的最高血清稀释倍数为该待测抗体的效价。

【实验讨论】

(一)关于肥达试验

肥达试验是一种经典的半定量试管凝集试验,在临床上主要用已知的伤寒沙门菌 O 抗原或 H 抗原检测血清中有无相应的特异性抗体及其效价,以辅助伤寒的诊断、治疗、判断预后以及流行病学调查。

试验中,在加菌液时,最好从第 7 管往前加,以免将高浓度的血清带到低浓度的试管里,导致结果不准确。试验结束后,将试管及吸头消毒灭菌。

凝集反应只有在抗原抗体比例适当时,才能出现肉眼可见的凝集现象。一般情况下,随着血清浓度的逐渐稀释,凝集反应越来越弱,但在抗体浓度过高时反而无凝集现象出现,此为前带现象,在检测中出现该情况时,可以增加抗体的稀释倍数重新测定。

（二）其他类型的直接凝集试验

直接凝集试验还包括玻片法，玻片法是一种定性试验方法。以测定 ABO 血型抗原为例介绍玻片凝集试验。

取清洁玻片 1 张，用记号笔分别标明抗-A、抗-B，用滴管加入抗-A 和抗-B 分型血清各 1 滴于玻片标记相对应处，再以滴管分别加入受检者 10% 红细胞盐水悬液 1 滴，混匀。将玻片不断地轻轻转动，使血清与红细胞充分混匀，连续约 15 分钟，以肉眼观察有无凝集现象；肉眼观察不够清晰者，可在低倍镜下观察。玻片法简单，不需要特殊设备，在临床中适用于大规模血型普查。在临床中，鉴定血型的方法还有微柱凝胶血型卡法，请同学们自学微柱凝胶血型卡法原理和操作方法。

（三）直接凝集试验的设计

临床上开展的外斐试验也是一种凝集试验，用于辅助诊断斑疹伤寒、恙虫病等立克次体疾病。其基本原理是利用变形杆菌 OX_{19}、OX_2、OX_k 菌株与立克次体有共同的耐热性多糖交叉抗原，从而代替立克次体作为已知抗原，与患者血清进行凝集试验。现给你 OX_{19}、OX_2、OX_k 三种诊断菌液和待测血清，请你设计外斐试验。请思考临床上为什么不直接利用立克次体作为已知抗原进行血清学诊断。

验证实验二　间接凝集试验

间接凝集试验（indirect agglutination test）是将可溶性抗原（或抗体）先吸附于适当大小的颗粒性载体（如正常人 O 型红细胞、细菌、胶乳微粒等）上，使之成为致敏的载体颗粒，然后与相应抗体（或抗原）反应，在适宜的电解质存在的条件下，出现肉眼可见的凝集现象。常用的载体有动物或人的红细胞、聚苯乙烯胶乳颗粒、明胶颗粒、活性炭等。由于载体颗粒增大了可溶性抗原的反应面积，当载体颗粒上吸附的抗原与微量抗体结合后，就可以出现肉眼可见的免疫反应，敏感性比直接凝集反应高得多。

本实验以胶乳凝集试验检测类风湿因子（rheumatoid factor, RF）为例，验证致敏的胶乳颗粒参与的间接凝集试验。

【实验原理】

RF 是一种抗变性 IgG 的自身抗体，可以与人或动物变性 IgG 结合。聚苯乙烯胶乳颗粒具有很强的蛋白质吸附能力，借此将抗原（变性 IgG）与胶乳颗粒结合形成致敏的胶乳颗粒，致敏的胶乳颗粒可以直接与待测标本中的抗体（RF）发生凝集反应。

【试剂与器材】

1. 抗原　人 IgG 致敏胶乳试剂（市售类风湿因子检测试剂）。

2. 类风湿因子阳性血清和阴性血清　临床标本筛选获得。

3. 抗体　待测血清。

4. 其他　生理盐水、黑色方格反应板、标记笔、毛细滴管、试管、试管架、洗耳球、恒温水浴箱等。

【操作步骤】

待测血清、阳性血清、阴性血清分别用生理盐水作 1∶20 稀释，备用。在黑色方格反应板上取 3 个格,做好标记,用毛细滴管分别滴加稀释待测血清、阳性血清、阴性血清各 1 滴(约 50μl),然后每格加入人 IgG 致敏胶乳试剂 1 滴(约 50μl)。连续轻轻摇动反应板,2~3 分钟后观察结果。

【结果判断】

胶乳颗粒凝集且液体澄清者为阳性反应;胶乳颗粒不凝集仍保持均匀胶乳状者为阴性反应。

【实验讨论】

胶乳凝集试验方法简便、快速,但易发生非特异性凝集反应,试分析如何判定实验的非特异性凝集反应。

判断凝集或凝集程度除目测外,是否还有其他方法?

请根据本法设计定量或半定量检测方法。

验证实验三 间接凝集抑制试验

间接凝集抑制试验(indirect agglutination inhibition test)是用抗原致敏的载体颗粒及相应的抗体作为诊断试剂,检测标本中是否存在与致敏抗原相同的抗原。其基本原理为检测时先将抗体试剂与待测抗原标本作用,再加入抗原致敏的载体。若标本中有待测抗原,则待测抗原与抗体试剂发生免疫学反应,抗体试剂被消耗,再加入抗原致敏的载体时,不出现凝集现象,结果为阳性;若标本中无待测抗原,不会消耗抗体试剂,抗体试剂与随后加入的抗原致敏的载体颗粒发生免疫学反应,出现凝集现象,结果为阴性。

本实验以检测尿绒毛膜促性腺激素(HCG)为例验证胶乳凝集抑制试验。

【实验原理】

取孕妇的尿液标本加入一定量的抗 HCG 抗体试剂,尿 HCG 即与抗 HCG 发生免疫反应,抗体试剂被消耗,无法与随后加入的吸附有 HCG 的聚苯乙烯胶乳颗粒发生免疫反应,凝集被抑制,为凝集抑制试验阳性;反之,若待检尿液中无 HCG,则加入的抗 HCG 抗体试剂未被消耗,与随后加入的吸附有 HCG 的聚苯乙烯胶乳颗粒发生免疫反应,出现肉眼可见的凝集现象,为凝集抑制试验阴性。

【试剂与器材】

1. 试剂盒 胶乳抗原(HCG 致敏的胶乳颗粒)、抗 HCG 抗体(商品出售)。
2. 标本 孕妇尿液、非妊娠人尿液、待测尿液。
3. 其他 生理盐水、黑色方格反应板、毛细滴管、标记笔。

【操作步骤】

首先在黑色方格反应板上取 3 个格子,用毛细滴管分别加待测尿液、孕妇尿液、非妊娠人尿液(或生理盐水)1 滴(约 50μl),然后每格加抗 HCG 抗体 1 滴(约 50μl),轻轻摇动反应板 1~2 分钟。

然后于上述 3 格中各滴加胶乳抗原 1 滴(约 50μl),轻轻摇动 2~3 分钟后观察结果。

【结果判断】

结果判断见表 2-2,如肉眼观察结果不清楚,可用显微镜在低倍镜下观察。

表2-2　胶乳妊娠试验

样本	非妊娠人尿(或生理盐水)	孕妇尿液	待测尿液	
现象	凝集	不凝集	凝集	不凝集
结果判定	阴性对照	阳性对照	非妊娠尿	妊娠尿

【实验讨论】

妊娠免疫诊断试验又称为"早早孕"试验,是临床常用的经典胶乳凝集抑制试验。该诊断试验操作简便、快速、特异性强,停经35～40天以上的孕妇可测得阳性结果。需注意的是,绒毛膜上皮癌、葡萄胎及睾丸畸胎瘤患者尿中HCG含量远较正常妊娠尿液为高,将尿液作1∶200稀释后仍可呈阳性反应。

待测尿液以晨尿为好。测试时应注意标本及各诊断试剂加入的先后顺序,并设立阳性和阴性对照。请分析若随意变更加样顺序,如先加标本,再加胶乳抗原,最后加抗HCG或先加胶乳抗原,再加抗HCG,最后加标本,结果会怎样。

凝集抑制试验可用于确证呈阳性反应的间接凝集实验是否是非特异凝集反应,试讨论如何进行该项实验。

设计实验　不完全抗体检测的实验设计

不完全抗体是相对于完全抗体而言的。完全抗体是与抗原能够特异性地结合,在一定条件下可出现肉眼可见的免疫学反应的抗体;不完全抗体是与相应的抗原结合,但在一定条件下不出现可见的免疫学反应的抗体。完全抗体是具有完整的Ig分子结构,经酶水解后可呈片段Fab或F(ab′),而这2片段可表现不完全抗体的作用。所以不完全抗体可以理解为完全抗体的一些片段。

【问题背景资料】

完全抗体与相应抗原作用后,出现可见的抗原抗体反应,但有些分子较小的7S的IgG类抗体,体积小,长度短,可以与相应抗原结合,但不出现可见的免疫学现象。在血液疾病或输血时经常会遇到这类抗体,如抗红细胞Rh抗原的抗体是一种典型的不完全抗体,这种抗红细胞不完全抗体是引起输血不良反应的主要原因之一。故有必要设计检测不完全抗体,特别是针对红细胞抗原不完全抗体的检测方法。

【实验设计提示】

红细胞为颗粒性抗原,与相应的抗体结合后在适宜电解质存在的条件下应出现可见的凝集现象。但是抗红细胞不完全抗体与红细胞结合后,因抗体分子小,不能有效地连接红细胞,仅使红细胞处于致敏状态,不出现可见的凝集现象。实验设计的基本思路是采用红细胞作为凝集原,创造条件,设法使致敏的红细胞靠近、聚拢、凝集,出现可见的凝集现象,达到对红细胞不完全抗体检测的目的。

【小组讨论提纲】

1. 凝集反应可分为哪两个阶段?其中可见反应阶段主要受哪些因素影响?可否根据影响因素,通过设置低离子强度介质以降低红细胞的Zeta电位和加入高价阳离子盐类以中和红细胞表面负电荷等方法来促使红细胞凝集?此时又如何判断是特异性凝集还是非特异性凝集?

2. 红细胞表面的不完全抗体是 IgG,即免疫球蛋白,此时若在反应体系中加入抗人免疫球蛋白,会出现何结果? 抗人免疫球蛋白如何制备?

3. 如何检测与红细胞结合和血清中未与红细胞结合的不完全抗体?

单元讨论　免疫凝集类实验的发展趋势

免疫沉淀类实验的发展经历了哪些阶段? 试分析免疫凝集类实验的发展趋势。

(李慧玲)

第三单元
酶免疫检测技术

　　酶联免疫分析是以酶作为示踪物质,将抗原-抗体反应的特异性和酶催化底物高效性融合而建立的现代分析技术,临床检验医学领域和医学、生物学研究等领域广泛应用。本单元主要介绍酶联免疫吸附试验(Enzyme-Linked Immunosorbent Assay,ELISA)和酶免疫组织化学技术,前者用于检测体液或溶液中微量物质,后者主要用于组织细胞抗原形态的观察。同时介绍定量酶免疫分析中标准曲线数学模型的建立,引导学生讨论如何根据待测物质特性来选择酶联免疫试验的类型。

验证实验一　酶联免疫吸附试验

　　ELISA 是一种非均相免疫分析体系,本实验有两个关键材料:预先包被于固相材料的抗体(或抗原)和酶标记的抗体。96 孔板酶标反应板是最常用的固相材料,也是抗原抗体反应的体系;常用的酶主要为辣根过氧化物酶(HRP)和碱性磷酸酶(AP)。酶联免疫吸附试验有四个基本类型:夹心法(双抗体夹心和双抗原夹心)、间接法、竞争法、捕获法。本实验以双抗体夹心法测定乙型肝炎表面抗原(HBsAg)为例,验证 ELISA 的基本原理,学习实验方法。

【实验原理】

　　HbsAg 为蛋白抗原,单个分子上具有多种抗原表位,经过筛选可获得两种针对其不同表位的抗体;将其中一种抗体吸附和固定酶标反应板(固相抗体);另一种用 HRP 标记(酶标抗体)。测定时,标准品或待测血清在酶标反应板中与固相抗体结合,经过洗涤清除非特异结合物后再与酶标抗体结合,形成固相"抗体-抗原-酶标抗体"双抗体夹心复合物(图 3-1)。体系中固相抗体和酶标抗体是过量的,形成复合物的量与待检抗原的含量成正比。加入底物后,生成有色物质,检测标准品的吸光度值(用光密度表示),可绘制标准曲线,而待测样本中抗原含量由标准曲线获得。

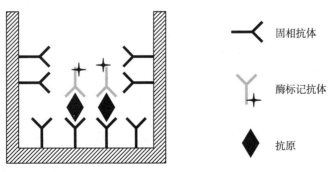

图 3-1　双抗体夹心法检测抗原的原理示意图

固相抗体

酶标记抗体

抗原

【试剂与器材】

1. 酶标反应板。

2. 标准品 购买 HBsAg 纯品,用标本稀释液(5% BSA-0.1M PBS,pH 7.2)稀释成不同浓度备用;HbsAg 的标本稀释液作"零点"标准品。

3. 酶标抗体 抗 HBsAg-HRP,用标本稀释液稀释到工作浓度。

4. 质控血清 购买商品化质控血清。

5. 显色底物 使用商品化试剂盒色液 A 和显色液 B 即可,显色液 A 含有 H_2O_2,显色液 B 含有底物四甲基联苯胺(TMB)。

6. 终止液 可使用商品化试剂盒终止液,或自配 0.1mol/L 硫酸溶液。

7. 洗液 0.02 M pH 7.4 Tris-HCl 溶液,其中含有表面活性剂 Tween-20。

8. 酶标仪。

【操作步骤】

1. 制备酶标反应板 将抗-HBsAg 用 0.05 mol/L,pH 9.6 碳酸盐缓冲液稀释至工作浓度(一般为 3~10μg/ml),即为包被液。取空白 96 孔酶标反应板,加入抗体溶液(150μl/孔),37℃ 2 小时或 4℃ 过夜结合。弃去包被液并用碳酸盐溶液洗涤,然后再加入含 1% BSA 碳酸盐缓冲液(250μl/Well),在 37℃ 下结合 2 小时;弃封闭液并用碳酸盐溶液洗涤,干燥后备用。

2. 实验准备 将待测标本、酶标反应板、所需试剂平衡至室温;用标本稀释液至工作浓度。

3. 正式实验

(1)取出酶标反应板并做标记,加入标准品抗原或待测样本(100μl/孔),37℃ 反应 30 分钟;

(2)弃去孔中液体,用洗液洗涤 3~5 次,可人工洗板或使用洗板机洗涤;

(3)加入稀释好的酶标抗体(100μl/孔),37℃ 反应 30 分钟;

(4)重复(2)并将孔中液体拍干;

(5)每孔加显色液 A 和显色液 B 各 50μl,室温反应 15 分钟;

(6)每孔加入终止液 50μl,混匀后读取光密度(OD)值。

【结果判断】

本实验为 HBsAg 定量分析,需绘制标准曲线(手工绘制或软件绘制),标准品浓度为 X 轴,OD 值为 Y 轴;行标准曲线拟合一般采用四参数 logistic 数据拟合方式。未知样本 HBsAg 含量由标准曲线获得或通过相应软件计算。

【实验讨论】

注意观察质控血清测定结果是否在一定范围内,以确保实验结果的准确性。

商品化试剂盒除可提供包被用的抗体,部分试剂盒内提供已经包被固相抗体的酶标反应板;当自行包被酶标反应板时,应防止包被液蒸发。

抗-HBsAg 的定量分析有什么临床价值?

抗-HBsAg 定性分析时需要确定临界点(cut off),临界点如何确定?

验证实验二　酶免疫组织化学染色技术

酶免疫组织化学技术是以细胞或组织切片为检测对象,应用酶标记免疫对特定细胞表面抗原进行显色,通过光学显微镜观察进而判断组织细胞表面有无特异抗原的表达。酶免疫组织化学技术将抗原抗体结合的特异性、酶免疫分析的敏感性和组织化学技术的直观性结合,可用于抗原在组织和细胞的定位观察。与荧光抗体技术相比,酶免疫组织化学技术不需要荧光显微镜、染色结果可长期保存。此外,在酶免疫组织化学技术中,酶蛋白不宜直接标记抗体,而是采用酶(抗原)-抗酶(抗体)技术实现抗体标记。本实验以辣根过氧化物-抗辣根过氧化物(peroxidase-anti-peroxidase,PAP)免疫组化技术检测 T 细胞表面标志 CD3 为例,验证酶免疫组织化学技术的原理,学习实验方法。

【实验原理】

抗 CD3 抗体(Ab1)与细胞组织切片或细胞涂片上 T 细胞表面 CD3 特异性结合,形成抗原抗体复合物;辣根过氧化物酶(P)与鼠源抗辣根过氧化物酶单克隆抗体(Ab2)预先结合,形成过氧化物酶-抗过氧化物酶复合物(PAP);桥联抗体(Ab3)连接抗辣根过氧化物酶和抗CD3 抗体(二者同为鼠源性 Ig);将免疫反应系统和显色系统偶联;加入过氧化物酶底物(含有 DAB 和 H_2O_2),酶催化物显色,形成的有色产物(不溶性产物)沉积在抗原抗体反应部位,从而通过光学显微镜对组织或细胞的 CD3 分子抗原定位、定性和定量。本实验原理见图 3-2。

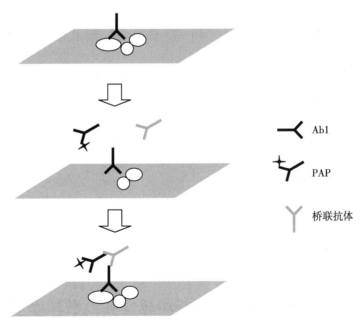

图 3-2　PAP-酶免疫组织化学检测抗原的原理示意图

【试剂与器材】

购买试剂盒商品,或自备以下各材料,均可进行检测。

1. 抗 CD3 单克隆抗体　分装保存。

2. PAP 复合物　为通用试剂,含过氧化物酶(HRP)和抗过氧化物酶抗体,临用前按说明书提供比例混合。

3. 桥联抗体　当抗 CD3 抗体和抗过氧化物酶抗体均为鼠源抗体时,桥联抗体可采用兔抗鼠免疫球蛋白或羊抗鼠免疫球蛋白抗体。

4. 显色底物　采用二氨基联苯胺(DAB)和过氧化氢(H_2O_2)作为底物,经酶催化后,形成不溶性棕色沉淀。

5. 洗涤缓冲液　0.01mol/L pH 7.4 PBS,用于玻片洗涤,去除未结合物质。

6. 淋巴细胞分离液　Ficoll 液。

7. 固定液　丙酮或甲醇。

8. 标本　人体外周血。

【操作】

1. 细胞涂片制备　采用 Ficoll 分离液离心分离外周血单个核细胞。取少量单个核细胞悬液,滴在干净载玻片上,均匀涂开。可适当调整单个核细胞悬液的密度,光学显微镜下观察到细胞涂片上细胞分布密度合适。室温下风干;用丙酮溶液在室温下固定 20 分钟。

2. 免疫反应

(1)向细胞涂片滴加稀释的抗 CD3 抗体 100μl,置于湿盒内,37℃反应 60 分钟,或 4℃反应过夜。

(2)用洗涤缓冲液洗涤玻片 3 次,每次静置 3~5 分钟。

(3)加入桥联抗体(兔抗鼠 Ig)和新鲜配制 PAP 溶液各 100μl,置于湿盒内,37℃反应 30 分钟。

(4)用 PBS 洗涤玻片 3 次,每次静置 3~5 分钟。

3. 显色　加入底物溶液,室温下反应 10~15 分钟;用蒸馏水漂洗后加盖破片,镜检。

【结果判断】

将待检载玻片置普通光学显微镜下观察,阳性细胞呈棕黄色,计数 200 个细胞,计算 CD3 阳性细胞的百分率。

【实验讨论】

抗过氧化物酶抗体要与第一抗体(抗 CD3 单克隆抗体)同源,才能通过桥联抗体连接。

请进一步思考以下问题:

1. 酶免疫组织化学技术的影响因素有哪些?

2. 本实验如何设置阴性对照?

3. 酶免疫组织化学技术有何优点?

4. 在酶免疫组织化学技术中,为何不直接将酶蛋白标记在抗体分子上?

设计实验一　定量酶免疫分析中标准曲线数学模型的建立

定量免疫分析需用标准曲线来确定被测样品的浓度。标准曲线是已知不同浓度的标准溶液和测定信号(吸光度值)之间变化曲线。标准曲线可手工绘制法,也可经公式计算法;随着计算机的普及,可以用计算机对标准曲线进行数学函数的运算以计算每一个样品的浓度,不再需要绘制曲线。为此,这一数学函数必须尽可能地在可测浓度范围内与标准曲线匹配,称之为曲线拟合。

【背景资料】

在曲线拟合中有两个基本变量:分析物浓度(剂量)和信号强度(反应),用它们可直接手工绘制标准曲线,标准品数量越多,绘制出的曲线越光滑。但是,人工绘制曲线主观性强,同一组数据不同人可绘制出不同曲线。然而,如利用计算机经某种数学函数运算,并计算未知样品的浓度(即通过曲线拟合),便能有效克服上述缺陷。

与生物化学分析(酶活性测定)不同,免疫分析具有特殊性:①不同浓度标准品(抗原)与特异性抗体反应的速率并不相同,导致标准品浓度(剂量)与测定的光密度值(剂量)之间并非线性关系;②同组数据拟合方式不同,剂量-反应曲线的形状并不相同,由此计算出的结果也不相同;③ 酶活性对环境因素敏感,导致较大测定误差(方差不齐),由此引起不同浓度标本的测定误差并不相同。由于上述原因,定量酶联免疫分析剂量-反应曲线的拟合更具有复杂性,需根据具体反应模式型(竞争分析和非竞争分析)、待检指标临床意义等因素,合理进行剂量曲线拟合,最大限度降低检测结果的误差。

【实验设计提示】

剂量-反应曲线拟合是一种公式计算法,计算公式是一种经验公式,即将标准品浓度和测定光密度值之间的函数关系,用一个数学模型(经验公式)来描述,故又称为数学模型法。数学模型(函数)中的系数,是通过一定统计学方法(如最小二乘法)对各浓度标准品实测数据进行拟合后求出。标准品数量越多,各点浓度越接近,拟合效果越好。拟合方式确定后,将每个待测样品的光密度值(OD)带入公式(函数),即可计算未知样品中待测物的含量。

一、曲线拟合方法

剂量-反应曲线的拟合方法主要分两大类:线性回归法和曲线拟合。无论线性回归还是曲线拟合又存在不同数学处理模型,本文只介绍常用曲线拟合方法。

(一) 线性回归法

1. 半对数法

半对数回归法的拟合公式为:

$$Y = a + b \ln X$$

Y:反应变量(光密度值);X:分析剂量;a:截距;b:斜率

对每个标准点 i,可得到的数据 xi 和 yi,其中 xi = Ln X,即 xi 为每个标准点的剂量,yi 为其相应的反应变量。根据最小二乘法的原理则:

$$b = [\Sigma xi, yi - 1/N(\Sigma xi)(\Sigma yi)]/[\Sigma xi^2 - 1/N\Sigma xi^2)]$$

$$a = [\Sigma yi - b(\Sigma xi)]/N \qquad N = 标准品的个数$$

对未知样品,在测得反应变量 Y 后,用下列公式计算未知样品中待测物质的含量。

$$X = e^{(y-a)/b}$$

2. logit-log 法

logit-log 换算的拟合公式为:

$$\text{logit } Y = a + b \ln X$$

对每个标准点 i,可得到的数据 xi 和 yi,即 xi 为每个标准点的剂量,yi 为其相应的反应变量。将 xi 作对数转换,yi 作 logit 转换。

$$[\text{logit } Y = \text{Ln}(Y/1 - Y), Y = B/B_0]$$

根据最小二乘法的原理可计算出回归方程的回归系数 a 和 b。

对未知样品,也将其反应变量 Y 作 logit 换算后,按下列公式计算未知样品中待测物的含量。

$$X = e^{(\text{logit } Y - a)/b}$$

logit-log 法对多数竞争性免疫分析系统是可以接受的,而且由于其计算比较简单,用计算器即可完成。但如剂量-反应曲线不是完全对称的反 S 状曲线,则勉强用本法可在低剂量和(或)高剂量有较大的误差。随着计算机的普遍应用,多项式曲线拟合已成为主要的数据处理方法。

(二)logistic 曲线拟合

logistic 曲线拟合是 1985 年由 WHO 和 IAEA 推荐,是目前应用比较广泛的方法。logistic 拟合模型可以看作 logit-log 模型的发展,但横坐标用反应剂量而不用反应剂量的对数。

logistic 曲线拟合可分为四参数和五参数两种,以四参数 logistic 曲线拟合最常用。四参数 logistic 曲线拟合的公式为:

$$Y = \{(a - d)/[1 + (X/C)^b]\} + d$$

上式中:Y = 反应变量(光密度值);X = 分析物剂量(即标准品的浓度)

a:曲线上渐近线的估计值,"0"标准点光密度值

b:斜率,即 logit-log 法的斜率

c:50% 最大 OD 时相应抗原剂量

d:曲线下渐近线的估计值,最高剂量点光密度值

在实际工作中,将实验所得的各标准管的数据,由计算机进行非线性最小二乘法回归(可加权),求出各参数。对未知样品,将反应变量 Y 代入原公式,即可计算出未知样品中的反应剂量,即未知样品中待测物的含量。

二、最佳拟合方式的选择

由于实验系统的不同,其各种数据处理方法的拟合程度也不一样。因此,应对每一个实验系统(试剂盒),用不同的数据处理方法分析多批测定数据,然后选取最佳的拟合方式作为该实验系统(试剂盒)的数据处理方法,以利于对测定结果的对比和统计分析。目前的标记免疫分析数据处理软件,多有选择最佳拟合和自选拟合方式的功能,可根据需要进行选择。

(一)拟合方式的评价方法

评价数据处理方法的优劣可用下列指标:

1. 相关系数　线性回归的相关系数 r,或曲线回归的相关指数 R,二者均是重要的指标。其绝对值越接近于 1,表示拟合的程度越高。

2. 残差　残差是指各标准管的反应剂量代入拟合方程所得到的反应变量的期望值 Y_i',它与实际测定值之差的平方和。残差 Q 越小,拟合的程度越高。残差的计算公式为:

$$Q = \Sigma(Y_i' - Y)^2$$

3. 标准偏差　标准偏差 S 越小,拟合的程度越高。标准偏差的计算公式如下:

直线回归:　$S = [Q/(N-2)]^{1/2}$

3 次曲线拟合:　$S = [Q/(N-4)]^{1/2}$

4. 百分比偏差(DEV%) 将各标准管的实测反应变量代入拟合方程,求得各标准点的反应剂量的结果 Xi' 与实际反应剂量 Xi 的百分比,称标准曲线函数拟合百分比偏差。百分比偏差越小,曲线拟合的程度越高。DEV(%)的计算公式为:

$$DEV(\%) = [(Xi' - Xi)/Xi] \times 100$$

(二)评价拟合程度的意义

1. 剂量-反应曲线拟合程度的高低,只代表拟合的数学模型与剂量-反应曲线的符合程度,不代表剂量-反应曲线的准确度。

2. 不同的反应系统,其剂量-反应曲线的最佳数学拟合形式也不同。因而并不是计算的方法越复杂,拟合的程度越好。对每个反应系统应选择其自己的最佳曲线拟合形式。

3. 同一组数据用不同的拟合方式,其所得到结果的趋势是一样的,但所得结果的绝对值不同。因此,对同一实验系统最好选择一个拟合的数学模型,以利于对比和统计分析。

4. 任何曲线拟合模型都不能使不好的实验数据变成好的。因此,从根本上应设计好的实验系统并进行正确的实验操作,才能获得好的剂量-反应曲线。

三、曲线拟合实例

(一)原始数据

采用双抗体夹心法测定癌胚抗原(CEA),测定结果如表 3-1 所示。

表 3-1 试剂盒标准品光密度值(双抗体夹心法)

CEA 浓度 (ng/ml)	0	10	20	50	100	200	400
OD	0.054	0.330	0.456	0.779	1.231	1.726	2.397

质控血清光密度值:

H:1.181

M:0.321

L:0.220

(二)四参数 Logistic 曲线拟合

应用 ELISA Calc 回归/拟合计算程序,进行四参数 Logistic 曲线拟合,结果如下(表 3-2 和图 3-3):

方程:$Y = \{(a - d)/[1 + (X/C)^b]\} + d$

a = 5.77612

b = -0.73404

c = 661.24038

d = 0.05812

$r^2 = 0.99948$

残差平方和　0.00218

表 3-2 四参数 Logistic 曲线拟合相关指标

X-剂量	Y-反应值	Y-计算值	Y-残差
0	0.0540	0.0581	0.0041
10	0.3300	0.3102	− 0.0198
20	0.4560	0.4654	0.0094
50	0.7790	0.8051	0.0261
100	1.2310	1.2015	− 0.0295
200	1.7260	1.7372	0.0112
400	2.3970	2.3956	− 0.0014

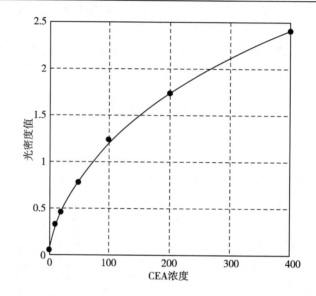

图 3-3 Logistic 曲线拟合后剂量-反应曲线

质控血清测定结果：

H:97.0ng/ml

M:10.6ng/ml

L:5.4ng/ml

（三）Logit-log 直线回归

应用 ELISA Calc 回归/拟合计算程序,对表 3-1 数据进行四参数 Logistic 曲线拟合。因零不能取对数,标准品需去掉"0"点,X 经 Logit 转换,Y 经 log 转换,扣除本底光密度值0.054,结果如下(表 3-3 和图 3-4):

方程:logit Y = a + b lnx 转换后表示为:Y = a + b X

a = − 1.13211

b = 0.17665

r^2 = 0.99689

残差平方和 0.00218

表 3-3　Logit-log 直线回归相关指标

X-剂量	Y-反应值	Y-计算值	Y-残差
3. 3219	− 0. 5452	− 0. 5453	− 0. 0001
4. 3219	− 0. 3862	− 0. 3686	0. 0175
5. 6439	− 0. 1343	− 0. 1351	− 0. 0008
6. 6439	0. 0741	0. 0415	− 0. 0326
7. 6439	0. 2256	0. 2182	− 0. 0074
8. 6439	0. 3714	0. 3948	0. 0234

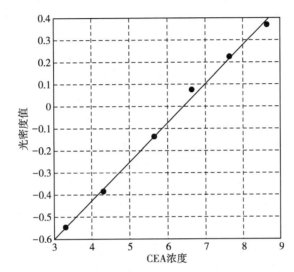

图 3-4　Logit-log 直线回归后剂量-反应曲线

质控血清测定结果：

H：105. 6ng/ml

M：9. 47ng/ml

L：4. 36ng/ml

可以看出,同时一组数据,因数据处理方式不同,标准曲线形状不同,质控血清测定结果也会带来一定偏差。

【小组讨论提纲】

1. 直线回归有几种常用方式? 说明各自特点。

2. 曲线拟合有几种常用方式? 说明各自特点。

3. 如何评价剂量-反应曲线拟合方式?

设计实验二　酶联免疫试剂盒的研制

当待检测的生物标志物具有抗原属性,能够制备相应抗体,便能通过免疫学分析方式对其进行定性或定量分析;反之,任何特异性抗体(病原体抗体或自身抗体),只要我们能够分离纯化(或人工制备)特异性抗原,同样可通过免疫分析方式对其进行定性或定量分析。本节设计性实验将讨论如何研制酶联免疫诊断试剂和如何对酶联免疫诊断试剂方法学性能进行评价。

【问题背景资料】

研制酶联免疫诊断试剂包括以下重要环节:①原料(抗原或抗体)的制备与标记;②方法选择与设计;③抗原、抗体选择和匹配;④确定各组分最佳工作浓度;⑤优化反应条件。本实验我们以检测一种新发现肿瘤标志物(蛋白)为例,说明研制一种酶联免疫试剂盒的过程。具体要求:绘制实验流程图,说明重要实验内容和实验方法。

【实验设计提示】

1. 原料制备 免疫学分析方法的关键原料是抗原和抗体。

(1)抗原制备需分析待测物质性质,选择合适方法分离纯化待测物质纯品。获得抗原纯品主要用于:①制备试剂盒标准品;②制备特异性抗体(单抗或多抗)。

(2)特异性抗体的制备需根据抗原的性质,选择合适动物,确定合理免疫方案和建立抗体效价测定方法等。

(3)制备好的抗原或抗体需根据方法学本身要求制备酶标记抗原(或抗体)。

2. 方法选择与设计 酶联免疫吸附试验有四个基本类型:夹心法、间接法、竞争法和捕获法。双抗体夹心是一种常用方法,适合测定大分子抗原(蛋白质、多肽);双抗原夹心适合测定抗体(如病原体抗体);竞争法适合测定小分子半抗原(如甾体激素);捕获法用于测定IgM类抗体。具体选择哪一类型需根据待测物质特性决定。

3. 抗原和抗体选择 不是任何抗原、抗体均能作为制备酶联免疫法诊断试剂原料。如抗体:纯度、特异性、亲合力、效价等均是衡量抗体质量的重要参数,抗体亲合力直接影响检测敏感度。再如人工制备(基因重组)抗原,需要考核其免疫活性是否和天然抗原一致,与确保对同一抗体具有相同亲合力。

4. 抗体匹配 对于双抗体夹心法,特别是一步法,要想获得高质量剂量-反应曲线,捕获抗体和酶标抗体最好识别抗原的不同表位。只有这样,两种抗体在与待测抗原结合时,才不发生相互干扰。任何一种抗原不是单一一种表位,理论上均有可能制备几种不同单克隆抗体。为此,在使用单克隆抗体作为原料时,需要选择相互匹配的抗体,以便获得良好的剂量-反应曲线。

5. 确定工作浓度 抗原抗体反应具有比例性,在最适比例情况下获得最强结合。为此,当不同浓度抗原与过量抗体反应时,检测信号随抗原增加而增强(夹心法),这是形成剂量工作曲线的基础。然而,当抗原浓度过高,体系中抗体已不能满足过剩抗原时,检测信号不再增强,甚至减弱,我们称之为"钩状效应"。为此,为保证获得良好剂量-反应曲线(标准曲线)和节约抗原或抗体用量,必须对体系中各组分确定最佳浓度。

6. 优化反应条件 抗原抗体反应受多种因素影响,如体系的酸碱度、离子强度、温度等,需考核最适反应时间。优化反应条件时需要充分考虑临床工作对实验室的要求,如急诊项目要尽量缩短检测时间。

【小组讨论提纲】

1. 研制酶联免疫试剂盒需做哪些准备工作?

2. 酶联免疫吸附试验有哪些类型? 如何根据待测物质的理化特性进行选择?

3. 双抗体夹心法定量测定甲胎蛋白,如何选择包被抗体和酶标抗体?

4. 双抗体夹心法定量测定抗原,选择包被抗体浓度和酶标抗体浓度需要依据待测抗原的检测范围而定,如何确定拟研制试剂盒的检测范围?

5. 双抗体夹心法定量测定甲胎蛋白,如何确定包被抗体和酶标抗体的最佳浓度?

6. 理想剂量-反应曲线(酶联免疫法)应具备哪些条件?

单元讨论 根据待测物质特性选择酶联免疫试验的技术类型

1. 酶联免疫试剂盒包括哪些组成部分,简要说明其作用。
2. 如何根据待测物质理化特性,选择酶联免疫试验的类型?
3. 如何选择剂量-反应曲线的拟合方式?
4. 临床哪些指标采用酶联免疫法? 酶联免疫法有哪些优势?

(李 妍)

第四单元
其他免疫标记技术

免疫标记技术是将酶、荧光素、胶体金等标记物标记到抗体或抗原上,加入到抗原抗体反应体系中,与相应的抗原或抗体反应,通过检测标记物来间接反映样本中待测抗原或抗体的存在与否或量的多少。本单元重点介绍荧光免疫技术、免疫印迹试验、斑点金免疫渗滤试验和胶体金免疫层析。

验证实验一　荧光免疫技术

荧光免疫技术(immunofluorescence technique)是将抗原抗体反应与荧光标记技术相结合,对抗原或抗体进行定性、定位或定量检测。先将已知的抗原或抗体标记上荧光素制成荧光标记物,再用这种荧光抗体(或抗原)作为分子探针检查细胞或组织内的相应抗原(或抗体)。在细胞或组织中形成的抗原抗体复合物上含有荧光素,利用荧光显微镜观察标本,荧光素受激发光的照射而发出明亮的荧光,可以看见荧光所在的细胞或组织,从而确定抗原或抗体的性质、定位,以及利用定量技术测定含量。本实验以间接免疫荧光试验的方法检测样本中抗核抗体(antinuclear antibody,ANA)的核型和滴度。

【实验原理】

以猴肝组织或人喉癌细胞(HEp-2 细胞)作抗原片,将稀释血清样本加到抗原片上,如果血清中含有特异性的抗核抗体(ANA),就会与抗原片上的相应细胞抗原特异性结合,再加入荧光素标记的抗人 IgG 抗体,荧光素标记的抗人 IgG 抗体与结合在抗原上的 ANA 结合,形成在荧光显微镜下可见的特异性荧光模式。

【试剂与器材】

1. 猴肝或 HEp-2 细胞抗原片　HEp-2 细胞抗原片有商品出售。

猴肝可用小鼠肝组织代替,鼠肝抗原片制备方法如下:①将小鼠断颈杀死,剖腹取肝,生理盐水洗去血液;②将鼠肝剪成平面,用滤纸吸干水分和渗出浆液,将切面轻压于洁净的载玻片上,使载玻片上留下一层薄薄的鼠肝细胞;③晾干,用丙酮或95%乙醇固定后,置4℃冰箱保存一周后使用(减少非特异性荧光反应)。

2. 异硫氰酸荧光素(FITC)标记的羊抗人 IgG 抗体　有商品出售。

3. 磷酸盐缓冲液。

4. 封片介质　取甘油9份加 PBS 1份,混匀即可。

5. 标本　阴性、阳性对照血清、待检血清。

6. 其他　微量加样器、吸头、加样板、烧杯、量筒、试管、盖玻片、吸水纸等。

【操作步骤】

1. 稀释待测血清　待测血清用磷酸盐缓冲液做 1:100 和 1:1000 倍稀释。用微量加样器吸取 10μl 待测血清加到 990μl 磷酸盐缓冲液中,混匀,稀释倍数为 1:100,再吸取上述 1:100 倍稀释的血清 10μl 加到 90μl PBS-Tween20 缓冲液中,混匀,血清稀释倍数即为 1:1000。

2. 加样　用微量加样器分别吸取 25μl 稀释血清、阴性对照血清和阳性对照血清加至加样板的每一反应区(避免产生气泡)。

3. 温育　将抗原片覆有细胞薄膜的一面朝下,盖在加样板的凹槽里,置室温(18～25℃)温育 30 分钟。

4. 洗涤　用磷酸盐缓冲液冲洗抗原片两次(不要直接冲洗细胞),然后立即将抗原片浸入装有磷酸盐缓冲液的烧杯中浸泡 5 分钟。

5. 加荧光素标记抗体　吸取 20μl FITC 标记的抗人 IgG 抗体加至洁净加样板的反应区,从烧杯中取出抗原片,用吸水纸擦去背面和边缘的水分后,立即盖在加样板的凹槽里,室温(18～25℃)温育 30 分钟。

6. 洗涤　重复步骤 4。

7. 封片　将盖玻片放在加样板的凹槽里,滴加封片介质约 10μl 至盖玻片上的每一个反应区。从烧杯中取出抗原片,用吸水纸擦干背面和边缘的水分,将抗原片覆有细胞薄膜的一面朝下盖在盖玻片上。

8. 结果观察　暗室荧光显微镜下观察荧光模型。

【结果判断】

可用两种基质检测 ANA,人喉癌细胞 HEp-2 和灵长类肝组织冷冻切片的组合适用于 ANA 的分型,对每一反应区,应同时观察分裂间期和分裂期的 HEp-2 细胞及肝细胞。

1. 阳性　抗原片中细胞核显示明亮、清晰、亮绿色的特异性荧光,常见的核型有:①均质型(homogenous,H):整个细胞核显示均匀绿色荧光,分裂期细胞染色体着亮绿色荧光;②颗粒型(granular,G):核内呈颗粒状荧光分布,分裂期细胞染色体无荧光;③核仁型(nucleolar,N):核仁着色荧光,分裂期细胞染色体无荧光;④着丝点型(centromere,C):核内呈大小、数目、强度均匀的点状荧光,分裂期细胞染色体呈浓缩的条状荧光;⑤混合型:重叠两种以上的核型。

2. 阳性强度　可以观察到特异性荧光反应的血清最高稀释倍数为阳性强度。血清稀释倍数:1:100～1:320 为弱阳性,1:320～1:1000 为阳性,>1:1000 为强阳性。

3. 阴性　细胞不显示特异性荧光反应,或显示非特异性荧光,如模糊、较暗淡、块状或片状荧光。血清稀释倍数 <1:100 阴性者。

4. 实验失败　阳性对照血清未显示特异性荧光模式,或阴性对照血清显示特异性荧光模式。建议重新检测。见文末彩图 4-1。

【实验讨论】

间接荧光免疫技术是检测 ANA 最常用的方法。该方法简便、敏感,且可根据荧光形态学特征确定 ANA 的核型。HEp-2 细胞核大、有丝分裂旺盛、具备人源性抗原的特征,有利于自身免疫病的实验诊断。缺点:标本不能永久保存,荧光有自然消退现象,需及时观察;有非特异性荧光的干扰。

验证实验二　免疫印迹试验

免疫印迹试验(immunoblotting test,IBT)是一种将高分辨率凝胶电泳和免疫化学分析技术相结合的杂交技术。因与 Southern 早先建立的检测核酸的印迹方法 Southern blot 相类似，亦被称为 Western blot。免疫印迹试验是将含有某种或某些抗原的混合物经 SDS-PAGE（SDS-聚丙烯酰胺凝胶电泳）分离，通过电转移将凝胶中分离开的所有物质都转移到硝酸纤维素（NC）膜上，待测标本中的特异性抗体会与印迹薄膜上的抗原结合形成免疫复合物，用酶标记抗人 IgG 抗体作为示踪第二抗体，最后加入底物沉积显色，将阳性区带与抗体谱比较判断结果。本实验以免疫印迹试验检测样本中糖尿病相关自身抗体。

【实验原理】

将胰腺细胞提取的混合蛋白抗原（含有胰岛素、谷氨酸脱羧酶和胰岛细胞抗原等多种细胞蛋白成分）用 SDS-聚丙酰胺凝胶电泳（PAGE）按分子量大小依次分开，再通过印迹技术转移至印迹膜上，其印迹膜条上即含有按分子量大小不同排列的各种胰岛细胞自身抗原成分。将其放入反应槽与待测血清反应，如待测血清含有自身抗体，将会分别与相应抗原结合，再加入酶联免疫显色试剂，就会在抗原、抗体结合位置出现显色条带，与标准带对照即可判断待测血清中含有何种抗体。

【试剂和器材】

1. 抗原　印迹抗原膜条（有售）。

2. 抗体　待测血清。

3. 磷酸盐缓冲液　0.01mol/L pH 7.2~8.0 PBS（含 0.05% Tween20）。

4. 辣根过氧化物酶（HRP）标记抗人 IgG。

5. 底物　显色剂 A（0.7‰二氨基联苯胺），显色剂 B（0.1% 过氧化氢）。

6. 其他　标准带、加样器、吸头、烧杯、量筒、吸水纸、反应槽、电动摇床等。

【操作步骤】

1. 预处理　取出所需数目的印迹抗原膜条，放入反应槽内，包被有抗原的一面朝上，在反应槽中分别加入 1ml 磷酸盐缓冲液，于室温（18~25℃）摇床上摇摆温育 5 分钟后，小心倒去反应槽中的液体。

2. 加样温育　在反应槽中加入 1ml 磷酸盐缓冲液后，加入 10μl 待测血清或阳性对照血清，将反应槽置摇床上，室温（18~25℃）摇摆温育 30 分钟。

3. 清洗　倒去反应槽中的液体，在反应槽中加入 1ml 磷酸盐缓冲液于摇床上摇摆清洗膜条 5 分钟，小心倒去槽中液体，重复 3 次，扣干。

4. 加酶结合物　在反应槽中分别加入 1ml 磷酸盐缓冲液和 20μl 辣根过氧化物酶（HRP）标记抗人 IgG，于摇床上室温（18~25℃）摇摆温育 30 分钟。

5. 清洗　同步骤 3。

6. 显色　在反应槽中分别加入显色剂 A 和显色剂 B 各 0.5ml，于摇床上室温（18~25℃）摇摆温育 10 分钟，倒去反应槽中液体，用双蒸水或去离子水清洗膜条 3 次，每次约 1 分钟。

7. 观察结果　倒去槽中液体，将印迹抗原膜条置标准带结果判定模板上，风干后观察结果。

【结果判断】

印迹抗原膜条质控带出现强着色反应说明实验成功。

将抗原膜条上出现的显色区带与标准带结果判定模板比较，将印迹膜上起始线与标准带起始线对齐，观察阳性显色区带与对应的标准带位置即可判断显色区带是何种自身抗体（图 4-2）。

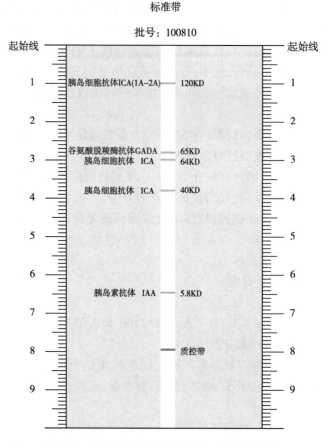

图4-2 糖尿病自身抗体检测抗原膜条标准带

【实验讨论】

完整的免疫印迹试验由 SDS-PAGE、电转印和抗原抗体结合反应三部分组成,实验操作复杂,耗时长,影响因素多,因此在临床检测中通常采用市售的蛋白抗原印迹膜条进行分析,省去了 SDS-PAGE 和电转印两个实验环节,以缩短检测时间,提高检测的准确性。

免疫印迹法在临床应用中存在一定的局限性,虽然蛋白质分子量不同,但由于其带电荷不同,在电场中泳动速度仍可相同,从而使不同分子量的蛋白质出现电泳距离一致的条带,因此分子量相同的条带并不一定显示为抗某种单一蛋白的抗体;由于一条硝酸纤维素膜上有数种成分显示,有些条带距离很近,加上每次电泳时蛋白区带在凝胶中迁移的速率均有不同,给这些条带的识别带来一定困难,很容易造成误差和假阳性;免疫印迹试验中的抗原是经过变性的,即使有些抗体可能识别转移膜上的变性抗原决定基,但并非所有抗体均能与变性抗原决定基反应。免疫印迹试验一般不能检出针对构象依赖表位的抗体,造成某些抗体漏检。

提高免疫印迹试验灵敏度的方法主要包括增加抗原含量或增强信号强度,可使用信号更好和更强的荧光试剂或使条带局部酶的活性增强。一些公司不断地推出新的性能更好的化学发光检测系统。

验证实验三　斑点金免疫渗滤试验

免疫金标记技术(immunogold labelling techique)主要利用了胶体金颗粒具有高电子密度的特性,将胶体金颗粒标记到抗原或抗体上制备成金标记物,在金标物结合处,显微镜下可见黑褐色颗粒,当这些标记物在相应的配体处大量聚集时,肉眼可见红色或粉红色斑点,因而用于定性或半定量的快速免疫检测。代表性的试验有斑点金免疫渗滤试验(dot immunogold filtration assay,DIGFA)和胶体金免疫层析试验(immunochromatography assay,ICA),是目前临床上应用比较广泛和简便的快速检验方法。本实验采用斑点金免疫渗滤试验检测样本中的特异性抗伤寒抗体。

【实验原理】

将纯化的伤寒抗原通过点加包被在固相硝酸纤维素膜(nitrocellulose filter membrane,NC)上,并贴置于吸水材料上,加入待测血清后,如果待测血清中含有特异性伤寒抗体,血清中的特异性伤寒抗体就会与固相 NC 膜上的伤寒抗原结合,形成抗原抗体复合物,再加入胶体金标记的抗人 Ig 单克隆抗体,形成固相伤寒抗原 – 伤寒抗体 – 金标记人抗体复合物,再加入洗涤液使过量的抗体及试剂很快渗入吸水材料中,形成的大分子复合物则聚集在 NC 膜上,呈现红色斑点(胶体金聚集)。

【试剂和器材】

1. 伤寒抗体胶体金免疫检测(斑点金免疫渗滤法)试剂盒　有商品供应,主要成分包括:①滴金反应板,由塑料小盒、吸水垫料、点加了伤寒抗原(测试区 T)和人 IgG(质控区 C)的硝酸纤维素膜三部分组成;②胶体金标记抗人 Ig 单克隆抗体;③洗涤液(0.02mol/L pH 7.4 PBS);④待测血清。

2. 器材　微量加样器、吸头等。

【操作步骤】

1. 润膜　将已经包被伤寒抗原的滴金反应板平放于实验桌面上,在反应区滴加洗涤液 2 滴,待液体完全渗入。

2. 加样　用移液器加 100μl 待测血清于反应区,待液体完全渗入。

3. 冲洗　滴加 2 滴洗涤液于反应区,待液体完全渗入。

4. 加金标记物　加胶体金标记抗人 Ig 单抗 3 滴,待液体完全渗入。

5. 冲洗　滴加 2~4 滴洗涤液于反应区,尽量使滴金反应板 NC 膜冲洗干净。

6. 观察结果　见图4-3。

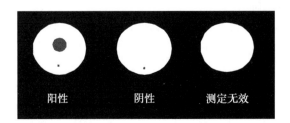

图 4-3　斑点金免疫渗滤试验结果判定抗伤寒抗体 IgM 滴金反应板

【结果判断】

1. 阳性 反应板 C 区出现红色斑点,T 区也出现红色斑点且颜色随抗伤寒抗体浓度增高而加深。

2. 阴性 反应板 C 区出现红色斑点,T 区不出现红色斑点。

3. 失效 反应板 C 区不出现红色斑点。

【实验讨论】

斑点金免疫渗滤试验具有操作简单、快速、可单人份检测、立等可取、无须仪器设备、试剂稳定、结果易保存等优点。所以非常适用于急诊检验或基层医院。但该法不能准确定量,因而主要用于检测正常体液中不存在的物质,如传染病病原体的抗原或抗体,或正常情况含量很低而在特殊(或异常)情况下异常升高的物质,如 AFP、HCG 等。

本实验检测的是伤寒抗体,而非直接检测伤寒抗原,因而阳性结果并不能确诊伤寒感染,诊断应结合临床症状与体征和检测结果综合分析。抗体含量低的血清不能被检出是可能的。部分伤寒感染患者不产生抗体或产生少量抗体,可能显示阴性结果。检测结果可疑时,应用其他方法确诊。本法特异度尚可,但灵敏度欠佳。

验证实验四 胶体金免疫层析试验

免疫层析试验所用试剂全部为干试剂,多个试剂被结合在一个约 6mm × 70mm 的塑料板条上,试纸条两端附有吸水材料,成为单一试剂条,实验过程短,是“即时检验”的主要方法之一。本实验以胶体金免疫层吸双抗体夹心法检测乙型肝炎病毒表面抗原(HBsAg)。

【实验原理】

HBsAb 单克隆抗体免疫金干片粘贴在近下端,HBsAb 多克隆抗体和抗小鼠 IgG 抗体分别包被于 NC 膜的测试区和质控区。当试纸条下端浸入液体标本中,下端吸水材料即吸取液体向上端移动,流经干片时,使免疫金复溶,并带动其向膜条渗移。若标本中有 HBsAg,可与金标 HBsAb 单抗结合形成复合物,此复合物由于层析作用流至测试区时即被预包被的 HBsAb 多抗结合形成“金标记 HBsAb 单抗-HBsAg-HBsAb 多抗”复合物而凝聚在膜条上显红色线。过剩的免疫金继续层析至质控区与抗小鼠 IgG 结合,显红色质控线。

【试剂与仪器】

1. 标本 学生本人血清或乙肝病毒携带者血清(为了实验室安全,可以将乙型肝炎疫苗加入血清中配制成阳性血清)。

2. “胶体金法”乙型肝炎病毒表面抗原诊断试纸片 有商品供应。

3. 试管等。

【操作步骤】

将试纸条从冰箱取出,置室温一定时间,让其充分复温,沿铝箔袋切品部位撕开,取出测试条,将测试条有箭头的一端插入血清中,其深度不可超过标示线,约 5 秒后取出平放,5 ~ 10 分钟内观察结果。

【结果判断】

1. 阳性 测试条测试区(T)和质控区(C),均出现红线。

2. 弱阳性　10～30分钟内,测试条 T 区红线颜色明显浅于 C 区。建议用酶联免疫法重新测试,以免漏诊。

3. 阴性　测试条仅 C 区有一条红线。

4. 无效　测试条 T 区和 C 区,均无红线,表明试验失败或测试条失效(见文末彩图4-4)。

【实验讨论】

免疫层析试验将几种组分优化组合成一个整体的免疫层析分析条,许多条件及条件的组合都会影响到它的质量,因此要有良好的质量控制措施,主要包括:灵敏度、阴阳性界限值(cut off)的准确性和一致性及层析条间的重复性等。

1. 灵敏度　因测定主要针对正常人体液中不存在的或含量很低的生物活性物质的定性结果,高灵敏度及其重复性是最重要的质量控制指标。为此,生产厂家在保证分析条的各种优化条件外,还应提供能确证灵敏度的标准品,供操作者检验其灵敏度和重复性。另外,还应配有相应的阳性及阴性对照血清以供对照之用。

2. 阴阳性界限值的准确性和重复性　避免发生假阴性或假阳性结果,保证结果的正确。生产厂家应提供确定界限值的标准品,最好还要提供低于或高于界限值的标准品(注明浓度),以供使用者对结果的判断。

设计实验　免疫印迹增敏实验

组织或细胞中靶抗原的含量直接影响实验的敏感性,提高组织或细胞中靶抗原的含量可提高检测的敏感性。

【问题背景资料】

免疫印迹是将组织或细胞蛋白经 SDS-PAGE 后经电转移至硝酸纤维素膜,然后进行抗原抗体反应,结合酶显色反应或化学发光进行检测,在临床检验中主要用于病原体或自身抗体的检测,可以同时检测样本中存在的多种自身抗体。在进行抗原抗体反应前需将不同分子量靶抗原进行分离并转移至硝酸纤维素膜上,由于组织或细胞中不同靶抗原的表达水平不同,有些抗原表达量极低,经电泳、转移后,在硝酸纤维膜上特定区域的蛋白含量极低,影响了其对相应抗体的检测敏感性,常出现弱阳性,甚至是假阴性结果。

【实验设计提示】

首先将组织或细胞裂解变性,裂解产物经 SDS-PAGE 电泳,通过蛋白质 marker 判断靶抗原所在位置,将组织或细胞中表达水平较低的靶抗原进行胶回收,并将其添加到裂解产物中,以提高组织细胞中相应靶抗原的含量。抗原量增加后,与其结合的待检抗体增多,导致酶显色反应增强。另外,也可通过基因工程的方法,将表达靶抗原的基因构建到原核表达载体中,在大肠杆菌中大量表达目的蛋白,纯化后添加到组织或细胞裂解产物中,以增加靶抗原的含量。

市售商品抗原印迹条一般采用酶底物显色,若改成化学发光底物可增加敏感性。

【小组讨论提纲】

1. 影响免疫印迹实验检测敏感性的因素有哪些?

2. 除了增加靶抗原的量以外,还有哪些措施可以增加免疫印迹实验检测的敏感性?

单元讨论　标记免疫检测技术发展进程和趋势

　　标记免疫检测技术经历了哪些发展阶段？随着现代仪器分析技术的发展，标记免疫检测技术今后的发展趋势如何？

（黄俊琼）

第五单元
细胞免疫检测技术

细胞免疫是指由 T 淋巴细胞介导的免疫应答。广义的细胞免疫还包括吞噬细胞非特异性吞噬抗原和 NK 细胞的杀伤作用。检测机体的细胞免疫功能,对于评估机体免疫功能状态有重要意义,也有助于相关疾病的诊断、疗效的评估和预后判断。本单元重点介绍如何采用体外方法将特定的免疫细胞从血液或脏器中分离出来,并根据免疫细胞所具有的独特标志与特殊功能,对其进行数量和功能检测。

验证实验一　外周血单个核细胞的分离

外周血单个核细胞指淋巴细胞和单核细胞,是免疫学实验中最常用的细胞群。在体外研究淋巴细胞,首先要分离外周血单个核细胞,再将淋巴细胞等分离纯化进行检测。细胞分离的主要原理之一是根据各类血细胞的大小、密度、沉降率、黏附力等存在差异,利用特定的技术加以区分。目前常用的细胞分离方法是 Ficoll-hypaque(葡聚糖 – 泛影葡胺)密度梯度离心法。

【实验原理】

外周血单个核细胞的密度与血液中的其他细胞不同。红细胞相对密度较大,约为 1.093,多形核粒细胞约为 1.092,血小板约为 1.032,单个核细胞介于 1.075 ~ 1.090 之间。因此,利用一种相对密度介于 1.076 ~ 1.092 之间、等渗的溶液(淋巴细胞分离液)进行密度梯度离心,可使不同类别的血细胞因密度不同而呈梯度分布。血小板因密度小而悬浮于血浆中;红细胞和多形核粒细胞密度大于分离液,同时红细胞因聚蔗糖作用而聚集成缗钱状,因而沉积于管底部;单个核细胞的密度略小于分离液,故悬浮于分离液上层与血浆层交界处,呈云雾状白膜层。吸取该层细胞,经洗涤后即可获得外周血单个核细胞。

【试剂与器材】

1. 人淋巴细胞分离液　聚蔗糖-泛影葡胺,相对密度 1.077 ± 0.001。

2. 肝素溶液　用生理盐水配制成 500U/ml。

3. Hanks 液　配制方法见附录。

4. 2g/L 锥虫蓝染液　取锥虫蓝 2g 放入研钵中,边研磨边加蒸馏水溶解,过滤除去沉淀。

5. 标本　肝素抗凝的人外周静脉血。

6. 白细胞稀释液　吸取 2ml 冰乙酸混于 98ml 蒸馏水中,加入 10g/L 亚甲蓝 3 滴。

7. 器材　试管、滴管、吸管、无菌干燥注射器、无菌棉球、橡皮止血带、水平式离心机、生物显微镜、血细胞计数板等。

【操作步骤】

1. 采血 抽取静脉血 2ml,加入含有 0.1ml 肝素溶液的无菌试管中摇匀,再加入等量 Hanks 液混匀稀释。

2. 加分离液 在离心管中加入淋巴细胞分离液 2ml,用毛细吸管吸取稀释全血 4ml,在距分离液面上 1cm 处,沿管壁缓慢叠加于分离液上,使两者之间形成清晰的界面。稀释血液与分离液体积比为 2:1。

3. 离心 配平后将离心管置于水平式离心机内,2000r/min 离心 20 分钟。离心后管内容物由下至上分为四层:最下层为红细胞和粒细胞,中层为细胞分离液,最上层为血浆层(含有绝大部分血小板和破碎细胞),单个核细胞层位于上、中层界面处,呈现云雾状灰白色膜层。

4. 取白膜层 用毛细吸管轻轻插到上层血浆与中层分离液的交界处,沿管壁周缘吸出富含单个核细胞的云雾状白膜层,移入另一试管中。

5. 洗涤 加 5 倍体积的 Hanks 液混匀,1500r/min 离心 10 分钟,弃上清,将沉淀细胞振摇重悬后加 Hanks 液,同法洗涤 2 次。末次离心后,吸尽上清,再加入 Hanks 液将细胞悬液体积还原至 1ml。

6. 计数 吸取 20μl 细胞悬液加 380μl 白细胞稀释液混匀 2~3 分钟,吸取 15μl 滴入血细胞计数板中,充池计数白细胞数。

7. 细胞活力检测 取 50μl 细胞悬液与 50μl 锥虫蓝染液混匀,静置 10 分钟后,取 15μl 滴于玻片上,加盖玻片,在高倍显微镜下观察细胞状态。

【结果判断】

活细胞可排斥染料不被着色,折光性强。染料可渗入死亡细胞,死细胞着蓝色,体积略膨大。正常情况下,活细胞比例大于 95%。

【实验讨论】

1. 试述还有哪些方法可用于分离免疫细胞。

2. 本法制备的单个核细胞悬液能满足许多细胞免疫实验的要求。试问若需要进一步进行淋巴细胞的纯化,可采用哪些方法除去单核细胞。

3. 分离不同种类动物(如大鼠、小鼠、家兔等)外周血单个核细胞时,对分离液的密度要求有何不同?

验证实验二 T 淋巴细胞转化试验

T 淋巴细转化试验又称淋巴细胞增殖试验,是指 T 淋巴细胞在体外培养过程中受到特异性抗原或非特异性有丝分裂原[如植物血凝素(PHA)、伴刀豆球蛋白 A(ConA)]刺激后,细胞的形态和代谢发生变化,发生一系列增殖反应,如出现细胞体积增大、核染色质疏松、蛋白质和核酸合成增加,并转化为淋巴母细胞。淋巴母细胞转化率的高低,可反映机体的细胞免疫水平。根据实验目的与实验条件的不同,T 淋巴细胞转化试验结果的读取可选择形态学检查法和 MTT 比色法等方法。

一、形态学检查法

【实验原理】

T 淋巴细胞在有丝分裂原 PHA 等刺激下发生转化,表现为细胞体积增大、细胞浆增多并出现空泡、核染色质疏松、核仁明显,部分细胞出现有丝分裂。将细胞涂片、染色,在显微镜下观察细胞的形态,计算转化细胞的百分率可反映机体的细胞免疫功能。

【试剂与器材】

1. RPMI 1640 培养液　有商品出售。用前调至含小牛血清10%、青霉素100U/ml、链霉素100μg/ml,用无菌的3% $NaHCO_3$ 调 pH 至7.2～7.4。

2. 植物血凝素(PHA)　用含10%小牛血清的RPMI培养液稀释至500～1000μg/ml。

3. 吉姆萨染液　配制见附录。

4. 标本　肝素抗凝人外周静脉血。

5. 器材　细胞培养瓶、CO_2 培养箱、超净台、高压灭菌器、无菌过滤装置、离心机、显微镜等。

【操作步骤】

1. 加样　取肝素抗凝血0.2ml,注入预先加有1.8ml RPMI 1640培养液的培养瓶内,同时加入PHA(500μg/ml)0.1ml,对照瓶内不加PHA。

2. 培养　混匀后置37℃、5% CO_2 培养箱内孵育72小时,此期间每天旋转摇匀一次。

3. 制片　培养结束后,弃去上清,混匀细胞,加入离心管中,1500r/min离心10分钟。弃上清,吸取白细胞层制片,自然干燥。

4. 染色　甲醇固定1～2分钟后,吉姆萨染色15～20分钟,水洗,干燥。

5. 计数　油镜下计数200个淋巴细胞,观察淋巴细胞的形态变化,计算淋巴细胞转化率。

【结果判断】

淋巴细胞的转化程度根据细胞核的大小、核与胞浆的比例、胞质的染色性、核的结构以及有无核仁等来判断。各种淋巴细胞形态特征如下:

1. 未转化细胞　与未经培养的成熟淋巴细胞大小一样,直径为6～8μm,核染色致密,无核仁,核与胞浆比例大,胞浆染色为轻度嗜碱性。

2. 淋巴母细胞　细胞体积增大,直径约20～30μm,形态不规则,常有伪足状突起,细胞质增多,常出现空泡,细胞核变大,核染色质疏松,可见核仁1～4个(见文末彩图5-1)。

3. 过渡型淋巴细胞　比成熟的小淋巴细胞大,约10～20μm,核染色质较密,但具有明显的核仁,此为与未转化淋巴细胞的鉴别要点。

4. 核分裂象细胞　核呈有丝分裂状,可见成堆或散在的染色体。

在油镜下观察血片的头、体、尾三部分,计数200个淋巴细胞,根据上述淋巴细胞转化的形态特征,计算出淋巴细胞转化率。其中转化细胞包括淋巴母细胞、核分裂象细胞和过渡型淋巴细胞。

$$淋巴细胞转化率 = \frac{转化的淋巴细胞数}{转化的淋巴细胞数 + 未转化的淋巴细胞数} \times 100\%$$

T淋巴细胞转化率在一定程度上可反映细胞免疫功能。正常情况下,PHA诱导的淋巴细胞转化率为60%～80%,小于50%可视为细胞免疫功能降低。

【实验讨论】

1. T淋巴细胞转化率的高低可反映人体细胞免疫功能水平,试问非特异性有丝分裂原与特异性抗原刺激引起的淋巴细胞增殖反应有何异同点。

2. 培养基的pH值可影响淋巴细胞转化率,此外还有哪些因素可影响该实验结果?

3. 简述可用于检测淋巴细胞转化率的方法,各有何优缺点。

二、MTT 比色法

【实验原理】

MTT 是一种四甲基噻唑盐,化学名 3-(4,5-二甲基-2-噻唑)-2,5-二苯基溴化四唑,水溶液呈淡黄色。细胞受到 PHA 作用后发生活化增殖,其胞内线粒体琥珀酸脱氢酶活性相应升高,MTT 作为其底物参与反应,被催化发生的沉淀反应,形成蓝紫色结晶甲臜(formazan),经盐酸—异丙醇或二甲基亚砜溶解后为蓝色溶液。甲臜的形成量与细胞增殖活化的程度呈正相关。故可用酶联免疫检测仪测定细胞培养物的 A_{570nm} 值来反映细胞活化增殖情况。

【试剂与器材】

1. RPMI 1640 培养液　用前调至含小牛血清 10%、青霉素 100U/ml、链霉素 100μg/ml,用无菌的 3% $NaHCO_3$ 调 pH 至 7.2~7.4。

2. 植物血凝素(PHA)　用含 10% 小牛血清的 RPMI 1640 培养液稀释至 50~100μg/ml。

3. MTT 溶液(5mg/ml,临用时配制)　用 0.01mol/L pH 7.4 的 PBS 缓冲液配制,4℃避光保存。

4. 0.04mol/L 盐酸-异丙醇(临用时配制)　取 300ml 异丙醇加 1ml 浓盐酸混合即可。

5. 标本　肝素抗凝人外周静脉血。

6. 器材　96 孔细胞培养板、CO_2 培养箱、超净台、高压灭菌器、无菌过滤装置、酶联免疫检测仪等。

【操作步骤】

1. 单个核细胞制备　先采用密度梯度离心法分离外周血单个核细胞,并用含 10% 小牛血清的 RPMI 1640 培养液调整细胞浓度至 1×10^6/ml。

2. 加样　将细胞悬液加入 96 孔培养板中,每孔 100μl,每个样品三个复孔,并设相应对照孔。实验孔含 50μg/ml 的 PHA(终浓度 5μg/ml)100μl,对照孔加不含 PHA 的 1640 培养液 100μl。

3. 培养　混匀后置 37℃、5% CO_2 培养箱内培养 68 小时。

4. 加 MTT　将培养板 1500r/min 离心 10 分钟,吸弃上清液,每孔加 MTT 20μl,混匀,继续培养 4 小时后,每孔加 100μl 盐酸异丙醇,低速振荡 10 分钟。

5. 读板　充分溶解后,采用酶联免疫检测仪双波长 570nm/630nm 测定各孔 A 值,测定值为 A_{570nm} 减去 A_{630nm} 的最终结果。

【结果判断】

以刺激指数(SI)判断淋巴细胞转化程度:

$$刺激指数(SI) = \frac{实验组 A_{570-630mm} 均值}{对照组 A_{570-630mm} 均值}$$

【实验讨论】

1. T 淋巴细转化试验 MTT 比色法与形态学法相比较有何优缺点?

2. MTT 比色法检测 T 淋巴细转化试验的主要影响因素是什么?

3. MTT 比色法还可用于检测哪些免疫细胞功能?

验证实验三　细胞吞噬率与吞噬指数测定

吞噬细胞是指体内具有吞噬功能的细胞群,按其形态的大小分两类:一类为大吞噬细胞,即单核-吞噬细胞系统,包括血液中的单核细胞与组织中的巨噬细胞;另一类为小吞噬细胞,即中性粒细胞。测定中性粒细胞和巨噬细胞的吞噬率和吞噬指数可判断其吞噬功能,对了解机体的免疫功能状态具有重要意义。

一、中性粒细胞吞噬功能测定

【实验原理】

根据中性粒细胞具有吞噬功能,将吞噬细胞与细菌等颗粒性异物混合孵育一定时间后,推片、染色,于油镜下观察细胞吞噬细菌的情况,计算吞噬率和吞噬指数。

【试剂和器材】

1. 肝素抗凝管(含 20U/ml 肝素 20μl)。

2. Hanks 液　配制方法见附录。

3. 白色葡萄球菌悬液　取白色葡萄球菌 18 小时培养物,于 100℃ 水浴中加热 15 分钟杀菌。用 Hanks 液洗涤 2 次,用麦氏(McFarland)标准比浊管比浊调整浓度至 5×10^8/ml,置 4℃ 备用。

4. 瑞氏染液　配制方法见附录。

5. 器材　水浴箱、37℃温箱、显微镜、滴管、一次性采血针、试管、玻片、微量移液器、无菌干棉球、洗耳球、接种环等。

6. 其他　75% 酒精、碘酒、香柏油等。

【操作步骤】

1. 采血　用碘酒和酒精棉球先后消毒采血针和无名指,用一次性采血针刺破消毒部位皮肤,取 40μl 血加入肝素抗凝管中。

2. 加菌液　用滴管取一滴菌液加入血试管中,轻摇混匀。

3. 温育　置 37℃ 水浴箱水浴 30 分钟,中途振摇一次。

4. 制片　轻轻取出试管,用微量移液器从试管底部细胞层吸取 5μl 于载玻片上,用另一载玻片推成薄血片,晾干。

5. 染色　将瑞氏染液滴于上述血片,先染 30~60 秒,然后加等量蒸馏水,用洗耳球吹打混匀,继续染 10~15 分钟,水洗,晾干后油镜下观察。

【结果判断】

中性粒细胞吞噬时,可见细胞核与被吞噬的细菌均染成紫色,而细胞浆则为淡红色(见文末彩图 5-2)。计数 200 个中性粒细胞,分别记录吞噬细菌的细胞数和每个细胞吞入的细菌数。计算吞噬率和吞噬指数:

$$吞噬率 = \frac{200 \text{ 个中性粒细胞中吞噬细菌的细胞数}}{200} \times 100\%$$

$$吞噬指数 = \frac{200 \text{ 个中性粒细胞吞噬细菌的总数}}{200}$$

【实验讨论】

1. 中性粒细胞吞噬率检测通常采用对吞噬细菌的中性粒细胞染色后在显微镜下观察的方法。试问还有哪些方法可用于检测中性粒细胞吞噬率?

2. 本法无须特殊设备,费用低廉,结果直观,但误差往往较大。试讨论如何改进实验,方便计算吞噬率和吞噬指数,在实验过程中如何减少实验误差。

二、巨噬细胞吞噬功能测定

【实验原理】

巨噬细胞具有很强的吞噬异物及细菌的功能,在体内外均能吞噬颗粒物质。将巨噬细胞与鸡红细胞(CRBC)混合后孵育一定时间后,观察巨噬细胞吞噬 CRBC 的百分率和吞噬指数,可了解其吞噬功能。

【试剂和器材】

1. 实验动物 昆明种小白鼠,7 周龄左右,体重 18～22g,雌雄不限。

2. Alsever 溶液、5% 淀粉肉汤 配制方法见附录。

3. 2% 鸡红细胞(CRBC)悬液 鸡翼下静脉穿刺采血 1ml,加入 4ml Alsever 溶液,混匀,置 4℃ 保存备用(一个月内使用)。临用前取鸡血加 5～10 倍量的生理盐水洗涤 3 次,取沉淀红细胞,加适量生理盐水制备成 2% CRBC 悬液。

4. 器材 一次性注射器、有齿镊、手术剪、解剖盘、吸管、试管、玻片、离心机、恒温水浴箱、显微镜等。

5. 其他 75% 酒精、瑞氏染液、生理盐水等。

【操作步骤】

1. 动物准备 在实验前 3 日,自每只小鼠腹腔注射 5% 淀粉肉汤溶液 1ml,以诱导巨噬细胞游离至腹腔。

2. 注射红细胞 实验时,经腹腔给小鼠注射 2% 鸡红细胞悬液 1ml,轻揉小鼠腹部,使悬液分散。30 分钟后采用颈椎脱臼法处死小鼠。

3. 吸取腹腔液 将小鼠置于解剖盘中,常规消毒后,先剪开腹部皮肤,然后提起腹壁斜剪一小口,用不装针头的注射器或吸管吸取腹腔液。

4. 离心 将收集的腹腔液置于离心管中,以 1500r/min 离心 10 分钟。

5. 细胞涂片 弃上清,吸取沉淀细胞涂片,待自然干燥。

6. 染色 将瑞氏染液滴于上述涂片,先染 30～60 秒。然后加等量蒸馏水,用洗耳球吹打混匀,继续染 10～15 分钟,水洗,晾干后油镜下观察。

【结果判断】

油镜下可见圆形或不规则形状核呈蓝紫色的巨噬细胞,CRBC 多为椭圆形细胞质呈淡紫红色有核的细胞,被吞噬消化的鸡红细胞核模糊,核肿胀,染色淡,胞质浅染,胞核呈浅灰黄色。

随机观察 200 个巨噬细胞,计数吞噬了 CRBC 的巨噬细胞数目以及细胞内所吞噬的 CRBC 总数,计算巨噬细胞的吞噬率和吞噬指数。

$$吞噬率 = \frac{巨噬细噬中吞噬 CRBC 的细胞数}{200} \times 100\%$$

$$吞噬指数 = \frac{巨噬细噬吞噬 CRBC 的总数}{200}$$

【实验讨论】

1. 为何在实验前 3 日要给小白鼠腹腔注射 6% 淀粉肉汤,有何作用?

2. 还有哪些方法可用于临床检测人巨噬细胞功能?

设计实验　白细胞杀菌能力测定

白细胞杀菌能力主要检测外周血中性粒细胞或单核细胞的吞噬和杀菌功能,是反映免疫细胞非特异免疫功能的重要指标之一。通过自主设计并完成实验全过程,观察白细胞的吞噬功能及其代谢变化,熟悉与白细胞杀菌能力相关的指标,学会分析并探讨胞内杀菌机制。根据所学专业知识以及所提供的实验条件,自主设计 1~2 种检测白细胞杀菌功能的实验方案。阐明实验原理、观察指标、操作步骤和实验的注意事项。按其中的最佳实验设计方案完成实验全过程,根据所得结果完成实验报告,并对实验结果进行分析与总结。

【问题背景资料】

白细胞是指中性粒细胞、嗜酸性粒细胞、嗜碱性粒细胞、淋巴细胞和单核细胞等。中性粒细胞与单核-巨噬细胞又称吞噬细胞,可通过趋化、调理、吞噬和杀伤等步骤清除病原体、死亡细胞等异物。此二种吞噬细胞内含有大量溶酶体酶、过氧化物酶、非特异性酯酶及多种杀菌物质,吞噬细菌后,能将其杀灭并消化菌体。与细胞吞噬过程相关的趋化、吞噬、呼吸爆发、脱颗粒等任何阶段功能缺陷均可影响吞噬细胞的杀菌活性。

【实验设计提示】

用于检测白细胞杀菌能力的方法有硝基四氮唑蓝(NBT)还原试验、MTT 法、细菌计数法以及化学发光法。根据基本原理与实验要求,参考以往所学的免疫学知识或查阅有关文献资料,以实验小组为单位,讨论设计 1~2 种白细胞杀菌能力检测方案。

硝基四氮唑蓝(nitroblue tetrazolium,NBT),是脱氢酶和其他过氧化物酶的底物,呈淡黄色粉末状。当细菌感染时,中性粒细胞在吞噬杀菌过程中发生呼吸爆发,糖代谢活性增强。此时被吞噬进入胞质内的 NBT,可被细胞糖氧化过程中所脱的氢还原成蓝紫色的甲臜(formazan),以折光性很强的点状或斑块状颗粒沉积于细胞质内,在镜下检测 NBT 阳性细胞数量,可推知中性粒细胞的杀菌功能。

MTT 法原理是淡黄色的 MTT 能被活细菌细胞内线粒体的琥珀酸脱氢酶还原形成蓝紫色的甲臜(formazan)类结晶物质,经盐酸—异丙醇或二甲基亚砜溶解后为蓝色溶液。甲臜产生的量与活细菌细胞数在一定范围内呈线性关系,通过酶联免疫检测仪测定其 A_{570nm} 值,可定量检测存活的细菌数。

细菌计数法是将一定量的白细胞与细菌按比例混合、培养,作用一段时间之后,在培养体系中加入抗生素杀死胞外细菌,而吞入胞内的细菌则不被抗生素杀灭;定时取样,将白细胞溶解,释放出胞内细菌进行培养,计数生长的菌落即可直接判断中性粒细胞的杀菌功能。

另外,中性粒细胞在吞噬细菌过程中,随着呼吸爆发,产生大量活性氧代谢产物,包括过氧化氢、超氧阴离子、羟自由基等,后者又能激发细胞内某些物质产生化学发光反应,细胞的杀菌能力与发光强度相平行。因此可通过化学发光仪测量发光信号,从而推算细胞吞噬杀菌功能。

【小组讨论提纲】

1. 哪些方法可用于检测白细胞的杀菌能力? 各有何优缺点?

2. 白细胞与细菌的比例与培养时间对白细胞的杀菌能力有何影响？

3. 如何排除因细胞溶解或其他原因释放的酶所引起的非特异性反应？

4. 影响 NBT 试验结果的因素有哪些？

单元讨论　细胞免疫检测技术的现状及发展

1. 试问目前临床开展的细胞免疫检测项目有哪些？如何用于评估机体的细胞免疫功能状态？

2. 试讨论细胞免疫检测新技术的研究现状及其发展方向。

（陈　敏）

第六单元
其他免疫物质检测实验

除了前面单元介绍免疫物质(抗原、抗体、免疫活性细胞)的检测之外,机体还有存在一些其他免疫物质,如补体、细胞因子、免疫球蛋白轻链等,不仅能反映机体免疫状态和免疫细胞功能,而且为一些感染性疾病、免疫增殖性疾病、自身免疫性疾病等疾病的诊断、病情分析、治疗方案及预后判断提供有效的参考。本单元将介绍临床具有代表性的其他免疫物质检测实验。

验证实验一　血清总补体活性测定

补体(complement)是存在于正常人和动物血清与组织液中的一组经活化后具有酶活性的蛋白质,广泛参与机体抗微生物免疫防御反应与免疫调节,是反映机体免疫功能的重要指标之一。

补体的测定包括两类:含量测定和活性测定。补体一旦被激活,通过级联反应发生不可逆性失活及消耗。补体活性测定往往更能反映体内补体功能状态,对某些临床疾病的诊断和治疗有极其重要的作用,如系统性红斑狼疮、类风湿关节炎以及某些类型的肾炎。总补体活性测定(total complement activity assay)是对血清中补体组分总活性的检测,主要反映补体(C1～C9)经经典途径活化后的活性。致敏绵羊红细胞溶血实验是总补体活性测定中最经典的方法。

【实验原理】

绵羊红细胞(SRBC)表面抗原与相应抗体(溶血素)结合形成致敏羊红细胞,当加入受检血清时,血清中补体可与红细胞膜上抗原与抗体复合物结合,通过经典活化途径引起细胞膜破裂,发生 SRBC 溶血。在30%～70%范围内时,血清中补体的量和活性与溶血程度之间呈直线正相关性,在50%溶血率时溶血程度对补体量的轻微变动非常敏感。因此,通常以50%溶血程度(CH_{50})作为判定反应终点指标,该试验又称为补体50%溶血实验(complement CH_{50} assay)。临床常规检测项目为经典途径 CH_{50}(classical pathway CH_{50},CP-CH_{50})。

【试剂与器材】

1. 巴比妥缓冲液(BBS,pH 7.4)　NaCl 85g、巴比妥 5.75g、巴比妥钠 3.75g、$MgCl_2$ 1.017g、无水 $CaCl_2$ 0.166g,上述逐一加入热蒸馏水中溶解,冷却后加蒸馏水至2000ml,过滤,4℃保存。使用当日,取上述配制贮存液 1 份,以 4 份蒸馏水稀释,即用。

2. 2% SRBC 悬液　新鲜脱纤维或 Alsever 液保存的绵羊血,加入数倍量生理盐水,以2000r/min 离心 5 分钟,洗涤 2 次,第 3 次以 2500r/min 离心 10 分钟,弃上清。管底压积红细胞用 BBS 配成 2% 细胞悬液。为使红细胞浓度标准化,可取少量 2% 细胞悬液用 BBS 稀释25 倍,再用 0.5cm 比色杯于 721 分光光度计(波长设定 542nm)比色,调整透光率为 40%。

每次实验用红细胞悬液必须一致,否则予以调整。

3. 溶血素(抗SRBC抗体) 按效价用BBS稀释至2个单位(U)。如效价为1:4000,使用时稀释至1:2000。

4. 制备致敏SRBC 取适量新鲜2%SRBC悬液,逐点加入等体积2U的溶血素,边滴加边混匀,然后置于37℃水浴10分钟。致敏SRBC悬液最好现配现用,亦可4℃过夜保存。

5. 其他 待检血清、生理盐水、17g/L高渗盐水、试管、刻度吸管、离心机、恒温水浴箱、721分光光度计、比色杯等。

【操作步骤】

1. 稀释待检血清 吸取待检血清0.2ml,加入BBS 3.8ml,将血清稀释20倍。

2. 制备50%溶血标准管 吸取2%SRBC悬液0.5ml,加蒸馏水2.0ml,混匀至SRBC完全溶解,即100%溶血管;然后加入17g/L高渗盐水2.0ml成为等渗溶液,再加入2%SRBC悬液0.5ml,即为50%溶血管。

3. 取10支试管按顺序编号,按照表6-1所示加入各试剂,将各管混匀,置37℃水浴30分钟后测定补体活性。

表6-1 血清总补体溶血活性测定(剂量单位:ml)

试管号	BBS缓冲液	1:20稀释血清	致敏SRBC		CH$_{50}$ * (U/ml)
1	1.40	0.10	1		200
2	1.35	0.15	1		133
3	1.30	0.20	1		100
4	1.25	0.25	1		80
5	1.20	0.30	1		66.6
6	1.15	0.35	1	37℃ 水浴 30min	57.1
7	1.10	0.40	1		50
8	1.05	0.45	1		44.4
9	1.00	0.50	1		40
10	1.50	0.00	1		—

注:CH_{50}(U/ml)=1/x×20,x代表引起50%溶血的所用最小血清量,20是稀释倍数。表中数值代表对应试管在所用血清量时的CH_{50}

上述操作中的注意事项:①待测血清应新鲜,室温放置时间>2小时,会使得补体活性下降。还应避免血清的溶血、污染的发生。②接触血清的实验器材应清洁干净,残留的酸碱等化学物质可能会引起补体活性缺失。③因所测得值与反应体积有关,试管加各种液体时,保证液体体积的准确性,否则会导致所测值产生误差。

【结果判断】

将各试验管经2500r/min离心5分钟后,先用目测法,将各管与50%溶血标准管比较观察,选择溶血程度与标准管最接近的两管;然后再用分光光度计以波长542nm进行比色,以BBS作为空白,校正零点,测出透光率与标准管最接近的一管,根据该管所用血清量,按以下公式求出总补体溶血活性。

血清总补体活性 CH_{50}（U/ml）= 1/所用血清量（ml）× 血清稀释倍数

本法测定血清总补体活性 CH_{50} 正常参考值范围为（50~100）U/ml

【实验讨论】

该方法是血清总补体活性测定的经典实验，方法简便、快速，其结果反映补体 $C1~C9$ 等成分的综合水平，不能具体提示何种补体成分活性水平，常作为补体活性筛查试验。除了应用于传染病诊断和流行病调查外，该法也可应用于自身免疫性疾病自身抗体检测、肿瘤相关性抗原检测。

从试剂的稳定性、操作复杂性及实验敏感性等方面，该法不适合临床大批量样本的自动化操作，目前已经有针对致敏绵羊红细胞改良的替代方法应用于临床自动化检测，比如日本 WAKO 公司的 AUTOKIT CH50 试剂盒，该试剂盒采用包裹指示酶的脂质体膜代替绵羊红细胞，通过补体介导脂质体膜破裂释放指示酶，酶再与底物作用，底物吸光值变化与补体活性呈比例关系。

该法虽然简便和快速，但敏感性较低，实验结果易受多种因素影响。试讨论：

1. 影响 CH_{50} 结果偏差的有哪些因素？

2. 为何总补体的溶血活性以 50% 溶血程度作为判定反应终点指标，而不用 100% 溶血程度？

验证实验二 血清中免疫复合物检测

免疫复合物（immune complex，IC）在体内有两种存在形式：一种是组织中固定 IC，另一种是在血液中的循环免疫复合物（circulation immune complex，CIC）。可溶性抗原和抗体性质以及抗原和抗体结合比例，会影响 CIC 的形成大小。通常中等大小的 CIC（沉降系数约等于 19S），既不容易从肾排出，又不容易被吞噬细胞清除，更容易沉积于毛细血管基底膜，如肾脏基底膜、皮肤基底膜、关节滑膜等处，激活补体，导致组织损伤及血管炎。

CIC 的检测方法分为抗原特异性和非抗原特异性方法。由于大多数情况下，CIC 抗原性质不清或太复杂，所以临床上多采用非抗原特异性方法。其方法种类繁多，这里仅介绍物理方法中的聚乙二醇（poly-ethylene glycol，PEG）比浊法。

【实验原理】

聚乙二醇（PEG）是一种非离子亲水剂，具有较强的脱水作用，可非特异性沉淀蛋白，具有可逆性，对蛋白生物活性无影响，为常用的抗原抗体复合物形成的增浊剂。终浓度 3%~4% 的相对分子量为 6000 的聚乙二醇（PEG 6000）能选择性沉淀 CIC，并能抑制 CIC 解离，促进 CIC 进一步聚合成更大凝聚物，形成浊度。利用分光光度计测定溶液的浊度可反映 CIC 相对含量。

【试剂与器材】

1. 待检血清 正常血清。

2. 0.1mol/L 硼酸盐缓冲液（BB）pH 8.4 硼砂 4.29g、硼酸 3.40g，蒸馏水加至 1000ml，溶解后用 G3 或 G4 号玻璃滤器过滤。

3. 聚二乙醇-氟化钠（PEG-NaF）稀释液 PEG 6000 40.0g，NaF 10.0g，BB 加至 1000ml，溶解后用 G3 或 G4 号玻璃滤器过滤。

4. 其他 微量加样器、试管、吸管及橡皮滴头、分光光度计等。

【操作步骤】

1. 1:3 稀释血清 取待测血清、正常人血清各 0.15ml,加入 BB 0.3ml。

2. 试管准备 取 4 支试管按顺序编号,按照表 6-2 所示加入各试剂,将各管混匀,置于 37℃ 水浴 60 分钟后,测定分光光度计 A_{495nm} 值(测定前先用 BB 校正零点)。

表 6-2 循环免疫复合物(CIC)检测(剂量单位:ml)

试管号	实验组名	PEG-NaF 稀释液	pH 8.4BB	1:3 待检血清	1:3 正常血清
1	待检测定管	2.0	–	0.2	–
2	待检对照管	–	2.0	0.2	–
3	正常测定管	2.0	–	–	0.2
4	正常对照管	–	2.0	–	0.2
37℃ 水浴 60 分钟					

注:血清最终稀释度为 1:33,PEG 最终稀释度为 36.4g/L

上述操作中的注意事项:①试管加各试剂时,注意保持 PEG 最终浓度准确性,若 PEG 浓度 >50g/L,其选择性沉淀 CIC 特性消失,可能导致假阳性结果。②待检样本应空腹新鲜采集,避免低密度脂蛋白、高 γ-球蛋白血症或脂肪含量过高引起血清样本浊度增加。

【结果判断】

待检血清浊度值 = ($A_{测定管}$ − $A_{对照管}$) × 100。以大于正常血清浊度值均值加 2 个标准差为 CIC 阳性。

【实验讨论】

PEG 比浊法是检测循环免疫复合物经典方法之一,既可以对循环免疫复合物进行定性检测,也可以进行定量检测(需要标准参考品),因其操作简单、迅速,目前临床大多数实验室还在应用;特别是在采用自动化免疫浊度分析系统后,使得实验结果的重复稳定性有所提高。但其特异性较差,干扰因素较多,临床仅用于循环免疫复合物粗筛。

目前,CIC 检测仍是一些免疫复合疾病的辅助诊断指标,如系统性红斑狼疮、类风湿关节炎、部分肾小球肾炎,对评估疾病活动及治疗效果有一定意义。循环免疫复合物的检测方法较多,但缺乏公认统一标准的方法,各个方法之间结果存在一定差异,因此,循环免疫复合物的检测应采取多种方法联合检测原则,以提高结果准确性。试讨论:

1. PEG 比浊法操作实验过程中,对结果的影响因素较多,如 PEG 浓度、标本浑浊度、比色杯洁净度、缓冲液离子强度、pH 值以及温度等,容易导致"伪浊度"出现,如何尽可能减少"伪浊度"出现?

2. 由于人体生理状态下也存在少量 CIC,而病理状态下往往是单一种类的 CIC 增高,这种增高只有在影响免疫复合物总水平时才被检出,除了 PEG 比浊法外,还有多种原理不同的其他方法。那么,如何能提高 CIC 阳性检出率?

验证实验三 尿中本-周蛋白检测

本-周蛋白(Bence-Jones protein, BJP)是一种免疫球蛋白的轻链或其聚合体,最初由 Bence Jones 在一名多发性骨髓瘤患者尿液中检出而命名。该蛋白分子量小,可自由通过肾小球滤过膜进入原尿。当血浆中本-周蛋白大量增加,滤入原尿中的本-周蛋白超出肾小管的重吸收阈值,即形成本-周蛋白尿。本-周蛋白尿是监测单克隆免疫球蛋白增殖性疾病的一个重要指标,其异常增高与多发性骨髓瘤发病密切相关。

尿中的本-周蛋白常用检测方法有热沉淀法、对-甲苯磺酸法、免疫电泳分析法以及免疫速率散射浊度法等。热沉淀法或对-甲苯磺酸法是利用本-周蛋白的物理化学特性进行检测的方法,一般作为初筛试验;免疫电泳分析法和免疫速率散射浊度法是利用抗原抗体结合特异性对本-周蛋白进行检测的方法,常用于对本-周蛋白轻链类型及含量进行进一步的确认。本实验以热沉淀法对尿中的本-周蛋白进行定性检测。

【实验原理】

根据本-周蛋白具有特异的热凝固物理化学特性,在一定的 pH 条件下,加热至 40 ~ 60℃时可发生凝固,温度升至 90 ~ 100℃时沉淀消失,当温度降低恢复至 40 ~ 60℃时又可重新凝固,这种情况称为凝溶现象,故本-周蛋白又称凝溶蛋白。

【试剂与器材】

1. 待检尿样本 新鲜 24 小时尿标本或晨尿 20ml。

2. 200g/L 磺基水杨酸溶液 取磺基水杨酸 20g,加去离子水至 100ml。

3. 2mol/L 乙酸盐缓冲液溶液(pH 4.9 ± 0.1) 取乙酸钠 17.5g,加冰乙酸 4.1ml,再加去离子水至 100ml,调整 pH 至 4.9。

4. 恒温水浴锅、试管、玻璃漏斗、滤纸、微量加样器、吸水纸、手套、取尿杯等。

【操作】

1. 尿蛋白定性检查(磺基水杨酸法) 取小试管 2 支,分别标记为实验管和对照管,各加入待检尿样本 4ml;接着往实验管滴加磺基水杨酸溶液 1 ~ 2 滴,对照管不滴加试剂作为空白对照;观察实验管,如果不显混浊,仍呈清澈透亮,可认为尿样本中本-周蛋白阴性。如果实验管出现混浊,即阳性反应,则进行下一步本-周蛋白检测。

2. 本-周蛋白定性检查 另取上述阳性反应的尿样本 4ml 置于新的两试管中(实验管和对照管),实验管加入乙酸盐缓冲液溶液 1ml,对照管不加试剂,混匀后,放置恒温水浴锅中 56℃水浴 15 分钟。如观察到试管出现混浊或沉淀时,将试管置于沸水中煮沸 3 分钟,再观察试管中混浊或沉淀的变化。

【结果判断】

观察加热实验过程中,试管中溶液是否出现混浊或沉淀的改变来判断本-周蛋白阳性。①水浴出现的混浊或沉淀经煮沸后,混浊变清、减弱或沉淀减少,提示本-周蛋白阳性;②水浴出现的混浊或沉淀经煮沸后,混浊增加或沉淀增多,提示尿样本中含有其他蛋白;应将试管从沸水中取出,进行过滤,然后取滤液观察,如温度下降后出现混浊,煮沸后变透明,提示本-周蛋白阳性。

【实验讨论】

热沉淀法实验操作简单,实验条件容易满足,是临床本-周蛋白经典的初筛实验方法,尤其适合不具备免疫法设备的基层医疗机构,但其特异性及敏感性较差,结果容易受诸多因素影响,故对于初筛阳性结果的尿样本,建议采用免疫电泳方法进行确认试验。

为了减少该方法的假阳性和假阴性情况的出现,在实验操作过程中应注意:

1. 尿液应新鲜,否则因白蛋白、球蛋白分解变性而干扰试验。

2. 混浊尿不能用,应离心沉淀,取用上清尿液做试验。

3. 如尿样本中含过多的本-周蛋白,在 90℃ 以上不易完全溶解,故需与对照管比较,也可将尿液稀释后再测。

4. 煮沸过滤除去尿中白、球蛋白时,动作要迅速,并需保持高温,否则本-周蛋白也会滤去。

试讨论:

1. 本-周蛋白热沉淀反应是在酸性环境中进行的,如果因强碱性尿样本引起反应 pH 值偏高影响反应结果,应该如何处理?

2. 煮沸过滤除去尿中白、球蛋白等杂蛋白干扰时,需要保持高温,迅速操作,不易掌握,因过滤过程中温度降低出现本-周蛋白析出而被过滤掉,从蛋白质分离技术方法入手,讨论此步骤是否应进行改良,并阐明理由。

设计实验　细胞因子检测

细胞因子是免疫系统功能发挥的信息传递者和效应显现形式。测定细胞因子不仅能反映机体免疫应答的强弱,判断机体的免疫状态,而且是临床观察治疗效果和判断预后的重要指标。

根据所学知识及提供的实验条件,选择一种细胞因子类型,自主设计检测该细胞因子的 1～2 种实验方案,阐明所选择实验方法的实验原理、观察指标、操作步骤和实验的注意事项。按自主实验设计方案完成实验全过程,完成实验报告,并进行结果分析与总结。

【问题背景资料】

细胞因子是由机体多种细胞分泌的具有多种生物功能的活性小分子蛋白质或多肽,通过结合细胞表面相应的细胞因子受体发挥生物学作用。它主要以自分泌和旁分泌方式发挥作用,分泌具有短暂性和自限性。细胞因子种类可分为白细胞介素(IL)、干扰素(IFN)、肿瘤坏死因子(TNF)、集落刺激因子(CSF)、趋化性细胞因子(CC)和生长因子(GH)六类。各类型具有各自的特性和主要的生物功能,如 TNF 能引起靶细胞死亡,IL-2 能刺激 T 细胞增殖等。

细胞因子的检测可分为基因水平检测和蛋白水平检测,基因水平检测包括基因 DNA 测定和 mRNA 表达水平测定,蛋白水平检测包括蛋白含量测定和生物活性测定。蛋白含量测定多采用免疫学方法进行测定,结果以 pg/ml 表示,生物活性测定多采用细胞生物学方法进行测定,其结果以活性单位 U/ml 表示。而分析细胞因子 DNA 有无缺失、突变或 mRNA 表达水平情况常采用分子生物学方法进行测定。

【实验设计提示】

参考所学免疫学知识或查询有关文献材料,并根据已有实验条件,选择一种细胞因子类型,以实验小组为单位,分别讨论设计该细胞因子的测定方案。

目前细胞因子的检测方法主要分为三类:生物学测定法、免疫学测定法和分子生物学测定法。这些不同测定方法是分别针对细胞因子不同特性所设计的,各有优缺点,实际应用中往往采取方法联合应用,结果综合分析,才能对细胞因子在疾病发生发展作用做出正确评价。

生物学测定法是基于细胞因子所具有的某一方面独特的生物学功能,构建能反映其在生物体内活性状态的反应体系。通过将不同浓度的细胞因子待检标本或标准品与指示细共育一定时间,以指示细胞的变化(如细胞增殖、细胞死亡或分泌蛋白等)来显示细胞因子的功能,然后将待检标本与标准品比较,判断得出待测细胞因子的活性水平。

根据所测细胞因子生物学功能,生物学测定法分为细胞增殖测定法、细胞毒活性测定法、抗病毒活性测定法和趋化活性测定法。常用的细胞增殖测定法有放射性核素掺入法和MTT比色法,这些方法都可应用于IL-2、IL-6等多种白细胞介素的测定;细胞毒活性测定法常用于TNF的测定;抗病毒活性测定法主要用于IFN的测定;趋化活性测定法常采用Boyden盲端小室法,上室指示细胞通过硝酸纤维膜向含高浓度细胞因子的下室移动,根据迁移细胞的多少和类型可判断趋化因子活性强弱。

免疫学测定法是根据细胞因子均为蛋白质或多肽,具有较强免疫原性,能刺激机体产生相应抗体的特点,利用抗原抗体特异结合的特性,用免疫检测技术对细胞因子进行定性或定量检测。通过获得针对某一细胞因子的特异性抗体(多克隆抗体或单克隆抗体),即可采用酶联免疫吸附法(ELISA)、免疫印迹法、免疫荧光法等免疫测定技术对该细胞因子进行检测分析。

鉴于ELISA的高敏感性、高通量性及易标准化的优点,它是目前细胞因子免疫学测定的首选方法。ELISA最常用的方法学是双抗体夹心法。针对细胞因子不同抗原表位的单克隆抗体,构建"双位点一步法"的双抗体夹心法,既可以检测细胞因子含量,也可以检测细胞因子活性,但对于无活性细胞因子前体、分解片段,该方法亦能检测到,不能真实反映细胞因子的生物学活性。

分子生物学测定法是利用细胞因子的特异性引物、基因探针等检测特定细胞因子基因或mRNA表达水平的方法,特别适合含量极少或容易降解的细胞因子检测。检测方法包括Northern blot、斑点杂交、原位杂交、反转录聚合酶链反应(RT-PCR)/荧光定量PCR(QRT-PCR)等。

荧光定量PCR具有操作简便、灵敏度高、重复性好、特异性好、实时检测、准确定量、高通量性、自动化集成高等优点,是目前被广泛应用于细胞因子基因或mRNA水平检测的方法。而特异性引物或探针的设计是该方法实验成功与否的关键因素,会直接影响实验结果可靠性。

针对细胞因子目的基因序列的引物设计,首先可从Primerbank引物数据库寻找是否存在已经证实的QRT-PCR的扩增引物或探针:通过从NCBI搜索到目的基因 *GenBank Accession* 或 *NCBI protein accession* 或 *NCBI Gene ID* 中任意一种数码号输入引物数据库,再选择查询物种,就能查询到相应的已被验证过的引物或探针。对于没有合适或已经证实扩增引物或探针则可以通过引物设计软件自行设计。

荧光定量PCR引物设计应遵循的一般原则:①扩增序列应选择在基因的保守、特异碱基分布均匀的区段,不能有碱基突变;扩增产物长度一般在80~200bp左右。②引物长度一般在15~30碱基之间,碱基呈随机分布;Tm值在55~65℃左右,G+C含量在40%~60%之间。③引物自身和引物之间都不能有连续4个碱基的互补;引物5'端可以修饰,引物3'端不可修饰,而且要避开密码子的第3位。④如是检测mRNA,引物设计最好跨两个外显子,避免基因组扩增。⑤设计好的引物需进行二级结构和特异性分析,应避免二级结构,与非特异序列的同源性<70%。

除此之外,对于探针的设计,还需特别注意:①尽量靠在上游引物;②长度15~45bp,Tm通常比引物高至少5~10℃左右;③5'端避免使用碱基G,整条探针中,碱基C的含量要明显高于 G 的含量。

【小组讨论提纲】

1. 在细胞因子检测中,不同测定方法的实验结果影响因素有哪些? 如何在实验中尽量避免? (针对所设计的具体实验方法进行讨论)

2. 在待检标本中,细胞因子含量与细胞因子活性,哪个能更真实地反映机体内状态? 而临床检测中,常采用什么原则进行细胞因子检测,为什么?

单元讨论　评估机体免疫状态的指标及选择原则

机体的免疫状态在疾病的发生发展过程中起着十分重要的作用,其反映疾病与免疫系统的相互作用。评估机体免疫状态,在分析疾病发展情况、判断其预后以及治疗疗效上有一定的意义,能为患者的预后评价以及治疗选择方面提供有益的观察指标。

试讨论如何评价机体的免疫能力。

评价机体免疫状态的免疫评估指标有哪些?

(朱小飞)

在临床实践中解决某一具体问题通常需要综合运用多个不同的免疫学技术,因此培养学生综合使用某一类实验解决具体问题的能力非常重要。本单元以检测患者血清伤寒 O 抗体为例,将制备检测抗体、酶标记抗体及利用自制抗体试剂采用酶联免疫吸附试验检测血清抗原三个试验综合在一起组成一个系统实验。

抗体按照产生可分为天然抗体和免疫抗体。天然抗体指未经明显感染或人工注射抗原而天然存在于体内的各种抗体,如 ABO 血型抗体。免疫抗体是由抗原刺激机体免疫系统免疫系统在识别 B 细胞表位后,针对 B 细胞表位产生的,并能与之结合,发挥生物学作用的免疫球蛋白。通常自然存在的抗原是由多个抗原决定簇组成的,一个抗原决定簇刺激机体后,通常由一个 B 淋巴细胞克隆接受该抗原决定簇所产生的抗体称之为单克隆抗体(monoclone antibody,McAb)。若由多种抗原决定簇刺激机体,相应地就活化多个 B 淋巴细胞克隆,产生多个 McAb 的混合物,此即为多克隆抗体。因抗体大多数存在于血清或其他体液中,因此在抗体纯化前称之为免疫血清,利用抗体进行的实验被称之为血清学试验。

抗体是最早应用于免疫学诊断的生物制剂,是免疫学诊断技术重要的基本工具,对疾病的免疫学诊断具有重要意义。

综合实验一　免疫血清-多克隆抗体的制备技术

抗原免疫动物获得的免疫血清是针对抗原多个表位产生的抗体,即多克隆抗体。多克隆抗体与抗原具有较好的亲和力,在免疫学检测中具有较高的灵敏度,由于其为针对多个抗原表位的不同 B 细胞克隆产生的抗体,因此其特异性不如单克隆抗体。由于单克隆抗体不适用于凝集反应、沉淀反应等经典免疫学技术,目前许多检测试剂仍然需要使用多克隆抗体。

免疫血清的制备根据使用的动物、注射方法、注射剂量、注射间隔等而制订的免疫方案多种多样,一般来说动物多采用兔子、山羊及马等。由于颗粒性抗原与可溶性抗原免疫原性的差异,其免疫动物的途径、剂量等方案差异较大。本实验分别以伤寒沙门菌(颗粒性抗原)菌体和鞭毛抗原及人 IgG(可溶性抗原)作为免疫原,按照不同的免疫程序制备相应的免疫血清。

【实验原理】

体外制备相应免疫原,按照一定剂量和途径注入健康动物机体后,将引起免疫应答,并诱导产生浆细胞,分泌抗体。抗体主要存在于血清中,经一定次数注射,使血清中的抗体达到要求浓度,然后采集动物血液,再从血液中分离出血清,从而获得抗血清。

【试剂与器材】

1. 菌种 伤寒沙门菌 O901 和伤寒沙门菌 H901 菌株。

2. 动物 体重在 2~3kg,6 个月以上的青年健康家兔。

3. 培养基 细菌普通肉汤培养基、细菌普通固体培养基。

4. 试剂 人 IgG、羊毛脂、石蜡油、注射用卡介苗、二甲苯、无菌生理盐水、0.5% 无菌甲醛盐水、0.5% 无菌石炭酸盐水、3% 戊巴比妥钠等。

5. 器械 细菌接种环、16 号钢质注射针头(或 7 号留置针)、无菌注射器、研钵、兔子固定架,灭菌三角烧瓶(200ml)和烧杯(200ml)、平皿(直径 9cm)等。

6. 仪器 37℃恒温培养箱、37℃恒温气浴(或水浴)摇床、低温高速大容量离心机(水平转子,配 50ml 离心管转子)。

7. 其他 酒精棉、脱脂棉、塑料放血管、纱布、800ml 细菌培养用克氏培养瓶、标准麦氏比浊管和 50ml 圆底离心管或 100~500ml 细菌离心瓶。

【操作步骤】

1. 免疫原的制备

(1)菌液(颗粒性抗原)的制备

1)O901 菌液的制备:复苏冷冻保存的伤寒沙门菌 O901 菌株,传代于普通固体培养基上(直径 9cm 平皿)。37℃恒温培养 18~24 小时后用无菌生理盐水洗涤细菌,接种于预先制备的克氏培养瓶(普通固体培养基)中,使菌液正好铺满整个固体培养基表面。37℃培养 18~24 小时后,用无菌 0.5% 石炭酸盐水(具有灭菌作用)冲洗刮下菌苔,分装于 100~500ml 无菌三角烧瓶中,置 37℃恒温摇床,250r/min 过夜。第二天用接种环取少量菌液,接种固体培养基,经 37℃培养 18~24 小时后,如未见细菌生长,即可使用。将菌液分装于 50ml 圆底离心管或 100~500ml 离心瓶。5000r/min 离心 5 分钟收集细菌,4℃备用。

2)H901 菌液的制备:将冷冻保存的伤寒沙门菌 H901 菌株复苏,按照上述方法扩增细菌,用无菌甲醛生理盐水冲洗菌苔,同制备 O901 菌液一样进行细菌灭活鉴定,如无细菌生长,即可收集细菌,4℃备用。

3)O901 和 H901 菌液应用液的制备:将准备好的菌液按照麦氏比浊管比色(见附1:麦氏比浊管的配制和应用),将菌液用无菌生理盐水稀释至浓度为 $1 \times 10^9/ml$。在菌液中加入适量甲醛使其终浓度为 0.25%(有利于长期保存),保存于 4℃冰箱(一般不超过一年)。

(2)可溶性免疫原(人 IgG)的准备:可溶性抗原的免疫原性较弱,在制备免疫血清时通常需与佐剂联合使用才能够达到较好的免疫效果。

1)弗氏不完全佐剂(FIA)制备:将羊毛脂与液体石蜡按 1:5 比例混合,制备时可将液体石蜡逐滴加入羊毛脂液中,边滴边研磨,待其完全混匀后分装于疫苗瓶中,高压灭菌后保存备用。

2)弗氏完全佐剂乳化抗原(FCA-IgG)的制备:将 FIA 预温(60℃30 分钟),吸取 3ml 于研钵中,逐滴加入活 BCG(75mg/ml)0.5ml 及纯化人 IgG 2.5ml(2.4mg/ml),边滴入边研磨直至形成均一性的乳状液(FIA 与滴加的 BCG 和人 IgG 抗原混合液的体积比为 1:1),取 1 滴滴于冷水面上不散开为合格。说明佐剂和抗原已经形成油包水状态,可用于免疫动物。

2. 按照免疫方案免疫家兔

(1)免疫开始前采集静脉血:免疫开始前采集 5ml 家兔耳静脉血,分离血清,取适量血清与 O901 和 H901 菌液分别进行凝集试验(参见第二单元实验一),观察有无天然抗体。如无

凝集或凝集效价 <1:100,说明动物适宜制备抗体。余下血清 -20℃冰箱保存,作为后续试验的阴性对照血清。

(2)颗粒性抗原(O901 和 H901 菌液)免疫家兔:将稀释后的 O901 和 H901 菌液(1×10^9/ml)按表 7-1 进行家兔皮内和耳缘静脉注射免疫。

表 7-1　家兔 O901 和 H901 菌液抗原免疫程序

免疫程序	第1天	第2天	第3天	第4天	第5天
免疫剂量	0.1ml	0.2ml	0.3ml	0.5ml	1.0ml
免疫途径	多点皮内	耳缘静脉	耳缘静脉	耳缘静脉	耳缘静脉

于第 5 次免疫 2 天后,自家兔耳缘静脉采血 1ml,分离血清。与对应的免疫用菌液作试管凝集试验,如凝集效价≥1:2560,即为免疫成功。若效价远低于 1:2560,则还需要继续免疫 1~2 次,直至达到理想效价。

(3)可溶性抗原(人 IgG)免疫家兔:采用两后足垫注射,方法:①用剪刀剪去家兔两后足垫的部分兔毛,以酒精及碘酒消毒皮肤;②第一次免疫:用 2ml 注射器吸取弗氏完全佐剂(FCA)乳化的抗原(人 IgG)(下称 FCA-IgG 液)1ml,每侧足垫皮下各注入 0.5ml。③第二次免疫:间隔 10~14 天后,于两侧腘窝及兔腹股沟肿大的淋巴结内注入抗原溶液,每个淋巴结注 0.1ml,其余注入淋巴结附近皮下共 1ml,再次免疫无须添加佐剂。如淋巴结未肿大或肿大不明显时,直接注入两侧腘窝及腹股沟皮下。④间隔 7~10 天后,从耳静脉采血 0.5~1.0ml,分离血清,以双向琼脂扩散试验测定免疫血清的抗体效价(参见第一单元实验一)。效价至少应达到 1:16 以上时才能放血。⑤若效价未达到要求,则还需要继续免疫 1~2 次,直至达到理想效价为止。如效价达到要求应立即放血。另外,也可在第 2 次免疫后,以弗氏不完全佐剂(FIA)乳化的抗原(人 IgG)(简称 FIA-IgG)再免疫 1~2 次。注射部位、剂量和间隔均同第 2 次,再试血测抗体效价,如效价达到要求立即放血。具体免疫程序见表 7-2。

表 7-2　家兔人 IgG 抗原免疫程序

免疫程序	第1周	第3周	第4周	第5周
抗原剂量	1mg	1mg	1mg	1mg
免疫途径	皮下多点	皮下多点	皮下多点	皮下多点

3. 免疫血清的采集与保存

(1)采血:家兔采血常用的方法有三种:①耳缘静脉或耳中央动脉采血(见附2);②心脏采血(见附3);③颈动脉采血(见附4)。三种采血的方法均有优缺点。耳动脉采血获得的血量中等,一般每只家兔可以采到 50ml,可以反复采血;心脏采血可以采得较多的血量,大约为 70~80ml,但技术要求较高,也容易发生心脏压塞而导致家兔死亡;颈动脉采血获得的血量最多,大概可以获得 100~150ml 左右,但是不能反复采血。本实验采用颈动脉采血。

(2)分离血清:将收集的血液置于室温下 1 小时左右,凝固后置 4℃冰箱过夜,充分析出血清,用玻璃棒剥离后 4000r/min 离心 10 分钟,吸出血清。血清的采集应尽量保持无菌。

(3)保存血清:血清置 4℃保存备用,或用于进一步纯化。如需长期保存,可用 0.45μm 滤膜过滤除菌,-80℃保存,也可将抗血清冷冻干燥后保存。

4. 抗体的鉴定　抗体鉴定主要包括:抗体效价鉴定、特异性鉴定和亲合力等方面的评价。鉴定方法多种多样,具体可参见理论教材。本实验根据现有的实验室条件采用简单实验室方法进行鉴定。主要是对抗体的效价进行鉴定。

(1)效价鉴定:免疫血清的效价是指血清中所含抗体的浓度或含量,可以用相对效价或者绝对定量。测定效价的方法很多,包括试管凝集反应、琼脂扩散试验、酶联免疫吸附试验和间接荧光标记检测等。具体方法参见第一、第二和第三单元。

(2)特异性鉴定:抗体的特异性是指抗体对相应的抗原及结构相似的抗原的识别能力,以交叉反应率来表示。交叉反应率用竞争抑制曲线来判断。特异性的鉴定通常以不同浓度的抗原和相似抗原物质分别与抗体做竞争抑制试验,计算各自的结合率(B/T 或 B/B0),求出各自在半抑制浓度(IC_{50})时的浓度,按下列公式计算交叉反应率:

$S = y/y' \times 100\%$(S:交叉反应率,y:IC_{50} 时抗原浓度,y':IC_{50} 时近似抗原物质的浓度)

如果所用抗原浓度 IC_{50} 浓度为 pg/管,而一些近似抗原物质的 IC_{50} 浓度几乎是无穷大时,表示这一抗血清与其他抗原物质的交叉反应率近似为 0,即该血清的特异性较好。例如:用伤寒 O 抗原包被酶标板,将制备的抗伤寒 O 抗原免疫血清分别与一定量的鼠伤寒菌体抗原或伤寒 O 抗原混合,置 37℃ 恒温箱 30 分钟,后将混合液分别加入酶标板反应孔,置 37℃ 恒温箱 30 分钟,洗涤后加入鼠抗兔免疫球蛋白酶标二抗,37℃ 反应 30 分钟,加底物显色,终止反应并用酶标仪读取 A 值。按照公式 $y = yo[A - A^1]/[A^0 - A]$ 计算,式中 yo 指抗原浓度介于 0 和饱和值之间的任意值,A 是抗原浓度为 yo 时的吸光度,A^1 是抗原达到饱和时的吸光度,A^0 是没有添加抗原时的吸光度,y 为样品吸光度达到最大吸光度一半时的抗原浓度。抗体的特异性用交叉反应率 S 表示,$S = y/y' \times 100\%$。

(3)亲和力测定:亲和力是指抗体与抗原结合的强度,常以亲和常数 K 表示。K 的单位是升/摩尔(L/mol),通常 K 的范围在 $10^8 \sim 10^{10}$ L/mol。抗体亲和力的测定对抗体的筛选、确定抗体的用途、验证抗体的均一性等均有重要意义。具体步骤如下:分别取 5μg/ml 和 10μg/ml 抗原包被酶标板,添加不同浓度的免疫血清,置 37℃ 恒温箱 60 分钟,洗涤后加入鼠抗兔免疫球蛋白酶标二抗,37℃ 反应 30 分钟,加底物显色,终止反应并用酶标仪读取 A 值。以抗体浓度为横坐标,以 A 值为纵坐标,得到关于抗体的两条反应曲线。以每条反应曲线上部平坦段及最大吸光度作为 100%,在曲线上查到样品吸光度达到最大吸光度 50% 时所对应的抗体浓度,然后按照公式计算:$K = (n - 1)/[2(Ab_1 - Ab)]$,式中 Ab_1 指包被抗原浓度为 5μg/ml 时经 ELISA 反应后样品吸光度达到最大吸光度 50% 时所对应的抗体浓度,Ab 指包被抗原浓度为 10μg/ml 时经 ELISA 反应后样品吸光度达到最大吸光度 50% 时所对应的抗体浓度,$n = 2$。

【结果判断】

通过试血、采血与分离血清及凝集实验或双向扩散,可分别观察 O901、H901 菌液或人 IgG 与相应的免疫血清是否出现凝集反应或沉淀反应,如果效价分别 ≥1:2560 和 ≥1:32 说明免疫比较成功。具体的凝集反应和沉淀反应结果的判读请参考本书第一和第二单元相关内容。

【实验讨论】

颗粒性抗原的抗血清制备比较简单,而且获得的免疫血清效价高。可溶性抗原的免疫血清制备相对困难,经常会出现效价不高的问题。原因首先可能与抗原和佐剂没有达到油包水的理想状态,导致免疫效果不佳有关。其次是免疫程序不合理,有的实验室采用每周注射抗原免疫的方法来免疫,动物体内产生的抗体与注射的抗原相结合,导致抗原被清除,而

达不到免疫效果。结合本次实验请做如下思考:

(1)观察免疫效果如何? 实验结果或失败的原因,哪些方面还存在问题?

(2)为什么颗粒性抗原可以直接通过静脉途径注射免疫,而可溶性抗原要与佐剂一同免疫?

(3)抗原制备是否达到要求? 佐剂制备的情况? 动物状态如何? 采血方式是否合理?

(4)你认为在诊断试剂试验中应用多克隆抗体有哪些缺点? 相对于单克隆抗体而言,它又有哪些优点?

【附1】　麦氏比浊管的配制和应用

先分别配制1%硫酸溶液及1%氯化钡溶液,然后取质地和大小均一的中号试管10支,按表7-3所示配制比浊液,用乙醇喷灯封口,标明管号码。将备用的菌液在与比浊管相同的中号管中按一定比例稀释,然后与三个浊度接近的标准比浊管相比较,观察其浊度最接近哪一管,最后将比浊管相当的菌数乘以稀释倍数即得每毫升中所含细菌的数量。

表7-3　麦氏比浊管的配制方法

管号	1	2	3	4	5	6	7	8	9	10
1% $BaCl_2$ (ml)	0.1	0.2	0.3	0.4	0.5	0.6	0.7	0.8	0.9	1.0
1% H_2SO_4 (ml)	9.9	9.8	9.7	9.6	9.5	9.4	9.3	9.2	9.1	9.0
相当细菌数(10^9/ml)	3	6	9	12	15	18	21	24	27	30

【附2】　家兔耳中动脉采血法

将麻醉后的家兔固定于兔台架,剪去耳中央动脉边缘的兔毛,用二甲苯涂抹耳廓,使耳中央动脉血管充分扩张、充血。用肝素浸泡的16号无菌针头(也可采用7号留置针)插入扩张的耳中央动脉,每次可收集30~50ml血液。最后用无菌干棉球压迫止血,此法可反复多次放血。

【附3】　家兔心脏采血

将家兔仰卧固定在固定板上,把左侧心区部位的被毛剪去,用碘酒、酒精消毒皮肤。用左手触摸到肋间心搏,右手持装有针头的注射器,选择心搏最强处穿刺,当针头正确刺入心脏,血液依靠心搏的力量自然进入注射器,即可采集血液。

【附4】　家兔颈动脉采血

采用颈动脉暴露分离手术。采血前将动物固定后,暴露颈部皮肤,按照局部无菌操作法要求切开颈侧皮肤,分离出颈动脉。根据所需血量选择针头和注射器,可使用连6号针头的注射器,与血管平行向心方向将注射针刺入血管,可见动脉血流入注射器。也可在剥离的动脉两端夹上止血钳,在近远心端剪断动脉,将动脉断端放入试管内,缓慢放开近心端止血钳,将血液引流到试管里。注意:放血过快会导致动物休克,影响采血量。

综合实验二　标记抗体的制备

标记免疫技术就是用某种物质标记抗原或抗体,在抗原抗体发生免疫反应后,通过对标记物进行检测来反映抗原或抗体的存在或含量多少的现代免疫学技术。该技术具有灵敏度高、特异性强及可对细胞或组织局部的抗原或抗体进行定位等优点。酶标记技术是目前应用最广泛的一种。酶可用于标记抗原,更多情况下可直接用来标记抗体,酶标记抗体常被应用于酶免疫测定和免疫组化染色等。酶标记抗体的质量直接关系到酶免疫技术的成败。酶标记抗体的质量主要取决于酶的纯度、比活性及抗体的纯度、特异性和亲和力,其次要有良好的制备方法。

辣根过氧化物酶(horseradish peroxidase,HRP)是目前酶免疫标记技术中应用最为广泛的标记用酶,具有易于获得、价格相对低廉、性质稳定、与抗原抗体偶联后活性很少受损等优点。

【实验原理】

酶与抗体交联的方法很多,根据酶的结构不同可采用不同的方法。制备辣根过氧化物酶(HRP)抗体标记物,可用戊二醛交联法和过碘酸钠(NaIO$_4$)法。尤以后者更为常用。本实验采用 NaIO$_4$ 标记法将 HRP 标记于抗人 IgG 抗体上。其基本原理如下:NaIO$_4$ 是强氧化剂,能将 HRP 的甘露糖部分(与酶活性无关的部分)的羟基氧化成醛基,醛基与抗体的游离氨基结合形成 Schiff 碱,再加入硼氢化钠还原后形成稳定的酶标记抗体,反应式如下:

$$HRP—OH \xrightarrow{NaIO_4} HRP—COH \xrightarrow{NH_2-IgG} HRP—CH=N—IgG \xrightarrow{NaHB_4} HRP—CH_2—NH—IgG$$

【试剂与器材】

1. 试剂　抗人 IgG 抗体、HRP、0.30mol/L pH 8.1 NaHCO$_3$(现用现配)、1% 氟二硝基苯(FDNB)无水乙醇溶液、0.08mol/L NaIO$_4$、0.16mol/L 乙二醇溶液、0.10mol/L pH 9.5 NaHCO$_3$ 缓冲液、0.01mol/L 碳酸盐缓冲液、氢化硼钠(NaBH$_4$)、pH 7.4 PBS 缓冲液、pH 7.8 饱和硫酸铵溶液及半饱和硫酸铵溶液和萘氏试剂。

2. 仪器　搅拌器、分光光度计、普通低速冷冻离心机和高速冷冻离心机。

3. 其他耗材　透析袋、烧杯、试管、吸管等。

【操作步骤】

1. 抗体的纯化　具体操作步骤如下:1 份免疫血清加 1 份生理盐水,边搅拌边滴加 2 份饱和硫酸铵溶液,于 4℃ 静置 2 小时,2000r/min 离心 20 分钟,吸弃上清,将沉淀溶于适量生理盐水(尽量保持高蛋白浓度),放置于透析袋(可用玻璃纸代替)中,用 500ml 生理盐水透析,多次更换透析液,待透析干净后,即可得粗制抗体。

饱和硫酸铵溶液配制:双蒸水中加入过量硫酸铵,热至 50~60℃ 保温数分钟,趁热滤出沉淀,室温平衡 1~2 天,有固体析出时即达 100% 饱和度,以氨水调节 pH 值至 7.0。

2. 酶与抗体的连接

(1)辣根过氧化物酶(HRP)的氧化:将 5mg HRP 溶于 1ml 新鲜配制的 0.30mol/L NaHCO$_3$(pH 8.1)中,加入 1% 氟二硝基苯(FDNB)无水乙醇溶液 0.1ml,充分混合后,加入 0.04~0.08mol/L NaIO$_4$ 1ml,于室温在搅拌器上搅拌 30 分钟充分混合。至溶液呈黄绿色,加 0.16mol/L 乙二醇溶液 1ml 终止氧化反应,在室温中放置 1 小时。

(2)透析除去小分子化合物:将以上反应液装入透析袋中,置 0.10mol/L pH 9.5 NaHCO$_3$ 缓冲液中透析(4℃过夜),透析过程中更换缓冲液 3 次。

(3)HRP 与抗体的连接:将 5mg 抗体溶于 1ml 的碳酸盐缓冲液中,缓慢滴加入 3ml 上述制备的 HRP-醛基溶液中,充分混匀,置室温反应 2~3 小时。

(4)硼氢化钠还原:将 5mg 氢化硼钠(NaBH$_4$)加入上述反应液,充分混匀,于 4℃冰箱放置 3 小时。

（5）透析纯化酶标抗体：将还原后的反应液装入透析袋中，置500ml pH 7.4的PBS缓冲液中透析，透析过程中更换缓冲液3次。4℃过夜。

（6）用饱和硫酸铵析出抗体：离心去沉淀物，将上清液置于烧杯中，边搅拌边逐滴加入等体积饱和硫酸铵溶液，4℃放置1小时后，3000r/min离心30分钟，弃上清。沉淀物用半饱和硫酸铵洗2次。

（7）透析纯化标记抗体：将上述沉淀物溶于适量pH 7.4PBS中，装入透析袋中，置500ml pH 7.4的PBS缓冲液中透析，更换透析液直至完全去除铵离子（用萘氏试剂检测）。10 000r/min离心30分钟去除沉淀，上清液即为酶标记抗体。

（8）保存抗体：可将上述标记抗体分装后，冰冻保存。也可以用0.22μm滤膜除菌后分装于2ml离心管中，−20～−80℃保存。

3. 酶标记抗体的鉴定

（1）酶与抗体活性的鉴定：用人IgG（1mg/ml）与上述标记抗体作双向琼脂扩散试验（参见第一单元实验一），然后滴加HRP的底物邻苯二胺使沉淀弧显色，显色后用生理盐水漂洗，沉淀线不褪色，说明酶和抗体都具有活性。

（2）抗体效价鉴定：可采用直接ELISA法（参见第三单元实验一）对HRP标记抗人IgG抗体进行鉴定。

（3）酶标记物的定量测定：包括酶量、IgG含量、酶与IgG克分子比值以及结合率的测定。以光程1cm，分别用分光光度计测定不同波长下HRP标记抗人IgG抗体的光密度。计算公式：

$$HRP \ 量（\mu g/ml）= D_{403nm} \times 0.42$$

$$IgG \ 量（mg/ml）=（D_{280nm} - D_{403nm} \times 0.30）\times 0.62$$

$$克分子比值 = \frac{酶 \ \mu g/ml}{40000} \Big/ \frac{IgG \ mg/ml}{160000} = \frac{酶 \times 4}{IgG}$$

（40 000和160 000分别为HRP和IgG的相对分子量）

酶结合率 = 结合物中的HRP量/标记时加入的HRP量×100%

酶标记率：OD_{403nm}/OD_{280nm}，即酶中正铁血红素辅基的吸光度（403nm）与抗人IgG抗体-HRP蛋白中的色氨酸、酪氨酸的吸光度（280nm）之比，表示HRP在酶标记抗体中所占的比例，它与E/Ab克分子比值呈高度正相关。

【结果判断】

良好的酶标结合物的琼脂扩散滴度应≥1∶16。酶标记抗体的各项参数见表7-4。

表7-4 评价酶标记抗体的各项参数

评价	最好	好	一般
酶结合量（mg/ml）	≥1.0	≥0.5	0.4
酶结合率（%）	>30	9～10	7
酶IgG克分子比	>1.5	1.0	0.7

【实验讨论】

1. HRP和碱性磷酸酶（AP）两种常用的酶各有什么优缺点？分别适用于哪些诊断性实验？

2. 谈谈常用于抗体酶标记的戊二醛二步法和过碘酸钠(NaIO₄)标记方法的优缺点。

3. 本实验中哪些因素会影响标记抗体的质量?

综合实验三 酶联免疫吸附试验检测伤寒 O 抗体方法的建立

伤寒和副伤寒是古老的疾病,传染性强,在一些地区常以暴发形式发生,因此,需要快速、灵敏的方法进行确诊和鉴别患者是否罹患该病。该疾病的病原学诊断主要依靠病原分离来确诊,但需时较长,且由于滥用抗生素等原因致使阳性分离率较低。传统的血清学诊断,即肥达试验(直接凝集试验检测伤寒抗体),其特异性及敏感性较低。因此能否采用新一代的免疫检测技术建立对伤寒的检测方法,提高临床诊断效果是本实验要解决的关键问题。

本实验指导学生从制备伤寒检测抗体试剂开始,最终建立一套酶联免疫吸附试验检测伤寒 O 抗体方法,利用该方法对临床实验室血清标本进行检测,并与传统的血清学检测方法进行比较。

【实验原理】

1. 以伤寒 O 抗原免疫动物,制备出抗伤寒 O 的抗体,将后者纯化,并与酶连接制备成酶标记抗体。以伤寒 O 抗原包被酶标板,以制备的伤寒酶标抗体为竞争抗体,建立竞争法检测伤寒抗体的酶联免疫实验。

2. 以人 IgG 免疫动物,制备出抗人 IgG 抗体,将后者纯化,并与酶连接制备成酶标记抗体,以伤寒 O 抗原包被酶标板,以制备的抗人 IgG 酶标抗体为二抗,建立间接法检测伤寒抗体的酶联免疫实验。

【试剂与器材】

1. 伤寒沙门菌菌体 O 抗原(免疫用) 制备方法参见综合实验一。

2. 伤寒沙门菌可溶性菌体 O 抗原(包备用) 取伤寒沙门菌 O901 接种于普通琼脂板,37℃,培养 24 小时,用无菌生理盐水洗下菌苔,配成(7~10)×10⁹/ml 菌悬液,隔水煮沸 2 小时,3500r/min 离心 10 分钟,取上清即为伤寒沙门菌可溶性菌体 O 抗原。

3. 试剂 人 IgG、羊毛脂、石蜡油、注射用卡介苗、二甲苯、无菌生理盐水、0.5% 无菌甲醛盐水、0.5% 无菌石炭酸盐水、3% 戊巴比妥钠、饱和硫酸铵溶液、酶标用洗涤液 PBS-Tween 20、酶标用稀释液 1% BSA-PBS、HRP 显色底物溶液、酶标用终止液 2mol/L H₂SO₄。

4. 伤寒 O 抗原包被酶标板 用包被液将包被用抗原稀释 20 倍后,加到酶标板中,每孔 0.1ml,置湿盒中 4℃过夜。次日取出,用蒸馏水洗涤酶标板 3 次,甩干备用。

5. 待检阳性血清标本 由医院检验科收集。

6. 实验室参考阳性血清 随机选择 20 份待检血清标本充分混合,分装冻存,将此定义为 1000 单位。每次解冻后使用。

7. ELISA 酶标检测仪。

【操作步骤】

1. 制备抗伤寒 O 抗体 制备方法见综合实验一。

最后两次注射剂量较大,要缓慢推注。在末次免疫两天后试血,采用直接凝集法测定效价(参见综合实验一)。还可以采用玻片法:①将待检血清作系列倍比稀释;②取洁净载玻片若干张,各用记号笔画为 2 个区域,在玻片的左上角分别标明"1""2",如图 7-1 所示,加入待检血清和诊断菌液(伤寒沙门菌),每个稀释度一个玻片,充分混匀;③将载玻片置黑色背景上观察。

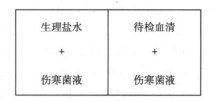

生理盐水 + 伤寒菌液	待检血清 + 伤寒菌液

图7-1　玻片凝集法测伤寒沙门菌抗体效价

生理盐水对照不发生凝集,为均匀混浊的乳状液;在待检血清中,如混悬液由混浊变澄清并出现肉眼可见的凝集物,则为阳性结果;如混悬液仍为均匀混浊的乳状液,与生理盐水对照相同,则为阴性结果。肉眼观察不够清晰者,可在低倍显微镜下观察。以产生凝集的最高稀释度为待检血清的抗体效价。

如凝集效价大于1:1280,则可于一周后放血。效价过低,可再加强免疫1次。

2. 制备抗人 IgG 抗体　制备方法见综合实验一。

3. 抗伤寒 O 抗体及抗人 IgG 抗体的纯化　具体操作步骤见综合实验二。

4. 酶与抗体的连接　制备方法见综合实验二。

5. 检测伤寒 O 抗体预试验

(1)酶标记抗体工作浓度的确定

1)竞争法用酶标记抗体工作浓度的确定:稀释液稀释酶标记抗体(参考 40~4000 倍),加入未包被抗原的酶标板中(50μl/孔),封口后于37℃作用30分钟。以洗液连续洗5次,然后于吸水纸上拍干,加入底物并封口后于37℃作用1小时。选择在没有变色的条件下最大的酶标记抗体浓度(最小稀释倍数)。将酶标记抗体用酶标稀释液做系列稀释(从上述确定的最大酶标记抗体浓度开始稀释),加入已包被抗原的酶标板中(50μl/孔),封口后于37℃作用30分钟。以洗液连续洗5次,然后于吸水纸上拍干,加入底物封口后于37℃作用1小时,加入终止液终止反应。用酶标仪检测 A 值,以 A 值在0.3左右的最大稀释倍数为酶标记抗体的工作浓度。

2)间接法用酶标记抗体工作浓度的确定:用直接法确定酶标抗体的工作浓度,先用人 IgG 抗原(10μg/ml)包被酶标板,每孔加0.1ml,4℃过夜,次日以洗涤缓冲液洗涤3次。其次将酶标记抗体用酶标稀释液做系列稀释(按上述方法确定的最大的酶标记抗体浓度开始稀释),分别加入反应孔中,每个稀释度二孔,每孔0.1ml,37℃孵育30分钟后洗涤。然后加底物液,每孔0.1ml,37℃10~30分钟。以2M H_2SO_4 0.05ml 终止反应。以 ELISA 酶标检测仪读取各孔 A 值,并以 A 为纵坐标,结合物浓度为横坐标,绘制滴定曲线。由曲线上查得 A 值为1.0左右,且曲线斜率最大时的酶标抗体稀释度,即为该标记物的工作浓度。

(2)标准曲线的确定

1)竞争法用标准曲线的确定:①将实验室参考阳性血清解冻,从5倍稀释度开始用酶标稀释液进行倍比稀释(连续稀释10个管),与确定工作浓度的酶标记抗体一同加入包被有伤寒抗原的酶标板中(标本和没标记抗体各加50μl),另在2个孔中加入稀释液(稀释液和酶标记抗体各加50μl)作空白对照,置恒温箱30分钟。②取出用洗涤液充分洗涤3次,甩干。③各孔内加底物液0.1ml,置暗处20分钟。④各孔内加入终止液终止反应。⑤用酶标仪检测 A 值。

空白对照 A 值在 0.3 左右时,实验成立,以标本 A 值在 0.5～0.05 的稀释度(抗体单位)作为参考品的工作范围,根据对参考抗体血清所测得的 A 值,在方格纸上以 A 值为 X 轴,抗体单位为 Y 轴绘制标准曲线(A 值与抗体单位呈反比关系);或采用数学模型进行线性转化,建立回归方程(参见第三单元)。

竞争法中酶标记抗体浓度的确定与标本中的抗体浓度关系很大,故建议采用不同的酶标记抗体浓度(参考:工作浓度、低于工作浓度 10 倍和高于工作浓度 10 倍)做标准曲线,用数学模型进行线性转化后取斜率(绝对值)最大者为抗体最佳工作浓度。

2)间接法用标准曲线的确定:①同上将实验室参考阳性血清进行倍比稀释,加入包被有伤寒抗原的酶标板中(100μl/孔),另在 2 个孔中加入等量稀释液作空白对照,置恒温箱 30 分钟。②取出用洗涤液充分洗涤 3 次,甩干。③各孔内加 100μl 最佳工作浓度的酶标二抗溶液,置恒温箱 30 分钟。

其他步骤(洗涤、加底物、终止反应和检测 A 值)同上。根据 A 值及参考标准血清浓度绘制标准曲线或建立回归方程(方法同上)。

(3)待检标本稀释倍数的确定:"最佳"标准曲线中点所对应参考品的稀释倍数即待检标本的最佳稀释倍数。

6. 正实验　按预实验摸索的实验条件进行测定。

(1)竞争法酶联免疫吸附试验检测伤寒 O 抗体正实验:①将待检血清按预实验确定的稀释倍数用酶标稀释液进行稀释。②将参考血清进行系列倍比稀释(连续稀释 10 个管)。③另以稀释液代替标本作空白对照。④将酶标记抗体稀释至工作浓度,同待检标本、不同单位的参考血清和空白对照标本一同加入包被有伤寒抗原的酶标板中(标本和酶标记抗体各加 50μl/孔)。⑤置 37℃恒温箱 30 分钟。

其他步骤(洗涤、加底物、终止反应和检测 A 值)同预实验。

(2)间接法酶联免疫吸附试验检测伤寒 O 抗体正实验:①、②、③步同上。④将待检标本、不同单位的参考血清和空白对照标本一同加入包被有伤寒抗原的酶标板中(各加 50μl/孔)。⑤置 37℃恒温箱 30 分钟,弃去反应液,洗涤酶标板(同预实验)。⑥将酶标抗人 IgG 抗体加入酶标板中(各加 50μl/孔)。⑦置 37℃恒温箱 30 分钟。

其他步骤(洗涤、加底物、终止反应和检测 A 值)同预实验。

【结果判断】

(1)竞争法结果判断:阳性标本反应孔不显色、空白标本反应孔显色说明实验成立。

根据对参考抗体血清所测得的 A 值和其所对应的抗体浓度绘制标准曲线或建立回归方程,根据绘制的标准曲线或建立的回归方程可以求出每个标本的抗体浓度(标本抗体浓度 = 求得的抗体浓度×标本稀释倍数)。

(2)间接法结果判断:与竞争法相反,阳性标本反应孔显色、空白标本反应孔不显色说明实验成立。

根据参考血清建立的标准曲线求出待检标本的抗体含量(方法同上)。

【实验讨论】

肥达反应也可以检测伤寒抗体,可以采用以上标本用两种实验分别进行定量测定,比较检测结果,对不同实验的特点进行分析,分析内容主要包括:①比较方法的稳定性;②比较方法的特异性;③比较方法的敏感性。能否设计一个具体的实验方案(参照第九单元)并予以实施?

人类与伤寒沙门菌接触密切。通常情况下伤寒抗体均阳性。个体伤寒 O 抗体水平与伤寒感染和机体免疫状态有关,因此建立群体伤寒 O 抗体水平的正常值范围对判定个体伤寒的感染和机体免疫状态具有重要价值。如何建立新方法检测伤寒 O 抗体的参考范围?

【附】 实验进度安排

本实验拟探讨酶联免疫吸附试验检测伤寒 O 抗体方法的建立,具体实验实施步骤举例如下:

第 1 周 制备抗伤寒 O 抗体(按本实验推荐方法)。

第 2 ~ 3 周 采血,测定抗体效价;制备酶标记抗体。

第 4 周 酶联免疫竞争法检测伤寒抗体预试验,确定实验成立。

第 5 周 正实验,检测相关标本:

(1)检测不同性别血清伤寒 O 抗体水平。

(2)检测不同年龄组血清伤寒 O 抗体水平。

(3)检测不同地区血清伤寒 O 抗体水平。

(4)全班检测若干份标本,确定酶联免疫法检测伤寒 O 抗体的参考范围。

(5)其他标本的测定。

第 6 周 阶段总结,设计和提出与凝集试验检测伤寒抗体对比的实验方案(必要时进行)。

第 7 周 实施与凝集试验检测伤寒抗体对比的实验方案(必要时进行)。

第 8 周 采用新建方法和经典方法同时检测不同标本,比较两类方法的检测效果(必要时进行)。

第 9 周 实验讨论和总结,书写实验报告,实验报告的要求如下:

(1)题目:为突出重点,实验报告可分两个题目分别书写:①酶联免疫吸附试验检测伤寒 O 抗体方法的建立;②酶联免疫吸附试验检测伤寒 O 抗体与经典方法的比较(如进行 6 ~ 8 周试验时书写)。

(2)前言:简要介绍实验背景资料,说明实验目的。

(3)材料与方法:具体说明实验所用的材料和方法,其详细程度应使读者按照说明可以进行实验,即具有可操作性。

(4)结果:客观地表述实验出现的结果,不加主观评述。

(5)讨论:针对实验结果进行有关的分析,阐述和论证自己的观点或结论。

完整的实验报告一般不少于 3000 字。

第 10 周 召开实验报告总结会,聘请有关专家和指导教师参加,以小组为单位选出典型的实验报告在全班宣读(有条件应将实验设计制成多媒体幻灯进行讲演),由专家、指导教师和全体同学进行提问,由教师进行必要的指导和总结。

附:单克隆抗体制备

1975 年 Kohler 和 Milstein 建立了制备单克隆抗体(monoclonal antibody,McAb)的杂交瘤技术。McAb 是针对同一抗原决定簇的高度同质的抗体,与多克隆抗体比较具有理化性状高度均一、生物活性单一、特异性强和滴度高等特点。因此目前试剂盒中愈来愈多地采用McAb,其在疾病诊断、疾病防治、预后判断以及疾病机制研究等方面的应用也日益广泛。

【实验原理】

McAb 技术的基本原理是应用杂交瘤技术,将抗原免疫的小鼠脾细胞与能在体外培养中无限制生长的骨髓瘤细胞融合,形成 B 细胞杂交瘤。杂交瘤既保持 B 淋巴细胞分泌抗体的能力,又获得了骨髓瘤细胞无限地快速增殖的能力。通过克隆化可得到来自单个杂交瘤细胞的单克隆系,即杂交瘤细胞系,它所产生的抗体就是针对同一抗原决定簇的 McAb。

【试剂与器材】

1. 细胞 SP2/0 细胞系、人 O 型红细胞悬液(红细胞浓度调整至 2×10^7/ml)。

2. 试剂 50%(W/V)的聚乙二醇(PEG 1500)、$100 \times$ HT 母液、$100 \times$ A 母液、琼脂糖、降植烷、二甲基亚砜、Tris 碱、盐酸、硫酸铵液、DEAE- 纤维素、RPMI-1640 培养液和胎牛血清。

3. 动物 采用和杂交瘤同源的 8 周龄的 Balb/c 健康小鼠,另备经产母鼠 3 ~ 5 只。

4. 耗材 24 孔和 96 孔细胞培养板、无菌毛细滴管、1ml 无菌刻度吸管。

5. 器械 无菌直头和弯头眼科剪各 3 把、无菌直头和弯头眼科镊 3 把。

6. 仪器 水平低温冷冻离心机、CO_2 培养箱。

【操作步骤】

1. 免疫程序 人 O 型红细胞悬液(2×10^7/ml),0.5ml 腹腔内注射,每 2 周免疫 1 次,共免疫 3 ~ 4 次。一般被免疫动物的血清抗体效价越高,融合后细胞产生高效价特异抗体的可能性越大,而且单克隆抗体的质量(如抗体的浓度和亲和力)也与免疫过程中小鼠血清抗体的效价和亲和力密切相关。末次免疫后 3 ~ 4 天,分离脾细胞。

2. 饲养细胞的制备 在体外培养条件下,细胞的生长依赖适当的细胞密度,因而,在培养融合细胞或细胞克隆化培养时,还需加入其他饲养细胞(feeder cell)。常用的饲养细胞为小鼠的腹腔细胞,制备方法:用 6% 淀粉肉汤注入 8 周龄 Balb/c 小鼠腹腔,24 小时后轻揉腹部数次,麻醉处死小鼠,浸泡在 75% 乙醇内,1 ~ 2 分钟,用无菌眼科剪剪开皮肤,暴露腹膜。用无菌滴管滴入 5 ~ 6ml 预冷的 RPMI-1640 培养液,反复冲洗,吸出冲洗液。冲洗液放入 10ml 离心管,1200r/min 离心 10 分钟。用 20% 胎牛血清(FCS)RPMI-1640 培养液重悬,调整细胞数至 1×10^5/ml,加入 96 孔板,100ml/孔。放入 37℃ CO_2 孵箱培养。

3. 脾细胞的准备 小鼠加强免疫 3 天后麻醉处死,无菌取脾,无血清 RPMI-1640 培养液洗 1 次,过 200 目不锈钢筛网,收集脾细胞,1200r/min 离心 10 分钟,洗涤 2 次,计数后取 10^8 脾细胞备用。

4. SP2/0 细胞准备 取 SP2/0 细胞离心,用无血清 RPMI-1640 培养液洗 2 次,计数,取 10^7 细胞备用(骨髓瘤细胞株在融合前应先用含 8- 氮鸟嘌呤的培养基筛选)。在细胞融合的前一天用新鲜培养基调细胞浓度为 2×10^5/ml,次日一般即为对数生长期细胞。

5. 细胞融合 将 SP2/0 细胞和脾细胞按 1:10 比例在 50ml 离心管中混匀,用 RPMI-1640 培养液洗一次,1200r/min 离心 10 分钟,弃上清,吸净残留液体。轻弹管底,使细胞沉淀松动。将带细胞的离心管置于 37℃ 水浴中,一边轻微摇动一边加入 37℃ 预温的 50% PEG(pH 8.0)1ml(一般选用相对分子量在 1500 ~ 4000 的 PEG,一般来说 PEG 的相对分子量越大,融合效率越高,但是毒性也越大),于 1 分钟内加完(最佳时间为 45 秒)。接着在 2 分钟内加入 5ml 无血清培养液,随后在 5 分钟内加入 15ml 无血清培养液,最后加至 50ml,边加边摇,充分稀释和终止 PEG 作用。800r/min 离心 10 分钟,去上清,用含 20% 小牛血清 HAT 选择培养液轻轻重悬。将上述细胞按照每孔含 0.5、1 和 2 个骨髓瘤细胞加到已有饲养细胞层的 96 孔板内,每孔加 100μl。接种 4 块 96 孔板,剩余的细胞接种 24 孔培养板,每孔 1 ~ 2ml。

将培养板置 37℃、5% CO_2 培养箱中培养。

6. 阳性克隆的筛选 在含 20% 胎牛血清（FCS）RPMI-1640 的 HAT 选择培养基筛选 7 天后，观察杂交瘤细胞生长情况，细胞生长超过 96 孔板孔底 1/3 左右，吸出上清液检测抗体水平，同时补充 HT 培养液，再维持 2 周，改用一般培养液。在选择培养期间，一般每 3 天换一半培养液。

7. 抗体的检测 本实验采用红细胞间接凝集试验检测抗红细胞抗体：将人 O 型红细胞配成 5% 悬液，于 96 孔 V 型血凝板中每孔加 50μl 红细胞悬液，同时加杂交瘤上清液 50μl 混匀，37℃水浴 30 分钟，加入 1:1000 羊抗鼠 IgG 50μl，震荡混匀后，37℃水浴 1 小时，肉眼观察凝集反应结果。以凝集效价在"＋＋"以上为阳性，选择效价在"＋＋＋"以上的杂交瘤进行克隆。

8. 杂交瘤的克隆 采用有限稀释法进行杂交瘤的克隆化。克隆前 1 天准备饲养细胞加入 96 孔板。第二天将要克隆的杂交瘤细胞从培养孔内轻轻吹起吸出，用 0.1% 锥虫蓝做活细胞染色，计数活细胞。用 HT 培养基重悬细胞至 3~10 个/毫升，每孔加入 100μl 杂交瘤细胞于含饲养细胞的 96 孔板中。培养于 37℃、5% CO_2 孵箱中。每天观察克隆生长情况，将只有一个集落生长的孔进行标记。1 周换液，以后每 2~3 天换液 1 次。待细胞铺满 1/3 孔时收集上清，检测抗体活性。反复克隆 2~3 次，将阳性细胞扩大培养，并尽快冻存保种。

9. 识别抗原表位的鉴定及组合单克隆抗体制备 采用直接凝集试验鉴定不同克隆抗体的抗原识别表位是否相同，应将 2 个或以上识别不同抗原表位的单克隆抗体组合应用。

有时还需要对杂交瘤细胞的染色体数目、杂交瘤的稳定性、IgG 类型、亚型、特异性、识别抗原表位的能力和亲和力进行鉴定，最后进行抗体的大量制备和纯化（参见相关理论教材）。

【结果判断】

本实验通过数个阶段来判断实验是否成功：①融合后能否在 HAT 培养基中生长；②杂交瘤是否能产生针对人 O 型红细胞的抗体；③杂交分泌抗体的稳定性。

【实验讨论】

1. 本实验制备的抗人红细胞抗体单抗可以应用于常规的 ABO 血型和一些稀有血型的分型。请在查阅相关文献资料的基础上，简要说明抗人红细胞单抗的应用价值。

2. 本试验检测抗红细胞抗体为什么要加入羊抗鼠 IgG 抗体？

3. 在查阅相关文献资料的基础上，谈谈兔单克隆抗体的优点。

（陈 晨）

第八单元
免疫试剂盒说明书阅读及性能评价

目前,大部分临床实验室均开展了免疫学指标检测,而这些检测通常需要购买相应的免疫试剂盒进行测定。免疫试剂盒是指基于抗原抗体反应的免疫检测试剂包。依据试剂是否依赖于检测仪器,免疫试剂可分为专用型试剂和开放型试剂。专用型试剂只能用于专门的检测系统,如化学发光试剂;而开放型试剂可使用不同的自动化仪器进行检测,也可采用手工方法进行检测,如酶联免疫吸附测定(enzyme linked immunosorbent assay,ELISA)试剂。此外,按照检测结果是否为具体的浓度,可将试剂分为定量检测试剂和定性检测试剂,通常情况下定量检测试剂的性能评价要求较高,而定性检测试剂要求相对较低。

为了满足临床的需求,临床实验室常需要结合自身实验室的条件开展某项免疫检测。目前,大部分的免疫检测项目均采用商品化的免疫试剂盒。因此,在开展实验之前,实验技术人员应认真阅读试剂说明书,以保证该实验顺利开展。由于免疫试剂盒属于体外诊断试剂,按照我国《体外诊断试剂注册管理办法》的要求,所有试剂盒必须提供说明书,说明书内容应包括与检测试剂相关的必要信息(免疫试剂盒说明书基本要求见后)。操作人员在阅读试剂盒说明书时,需要了解以下几个方面的信息。

1. 试剂盒使用前 ①试剂盒是否在国家食品药品监督管理部门注册登记;②试剂是否仅用于科研或可以用于临床检测;③试剂保存条件;④试剂盒是否在有效期范围之内;⑤试剂是否具有人体毒性或潜在的危险性;⑥试剂盒性能评价指标是否适合于本实验室。

2. 试剂盒使用中 ①检测原理;②试剂及样品准备;③结果判断及检测结果临床意义解释;④实验注意事项。

3. 试剂盒使用后 ①开启的剩余试剂的保存;②废物、废液的处理。

通过阅读试剂盒说明书,技术操作人员应结合自身实验室的条件,制订出该项免疫检测项目的标准化操作程序(standard operation procedure,SOP),使所有参与该实验的技术人员操作规范化、标准化,最大限度地减少实验误差,为临床或科研提供准确可靠的检测结果。

所有用于临床检测的试剂盒,试剂生产商均须提供试剂的性能评价指标,该指标是试剂生产商根据自身实验条件所获得的参数,该参数不仅代表了试剂盒的性能指标,而且反映了试剂生产商整套检测系统的性能参数。在临床实践过程中,免疫试剂盒的应用是在各自实验室特定的条件下进行,其实验条件(包括仪器配置、温度及操作人员等)及检测标本来源均不同,因此,试剂生产商所提供的性能参数不一定适用于本实验室。从保证检测质量的角度考虑,实验室在使用这种试剂进行标本检测之前,必须在自身实验室的条件下,对说明书中所提供的性能评价指标(说明书中通常称为"产品性能指标")进行验证,只有确认试剂检测性能符合临床要求后,才能将该试剂用于临床。

试剂盒性能评价指标通常包括最低检测限(limit of detection)、线性范围(linearity range)、可报告范围(reportable range)、准确度(accuracy)、精密度(precision)、特异度(specificity)、稳定性(stability)、参考区间(reference interval)等项目。

最低检测限:是指检测方法可检测出待测物的最低浓度,也称检测低限(lower limit of detection)或最小检出浓度(minimum detectable concentration),有时也称为检测灵敏度或分析灵敏度(analytical sensitivity),该指标反映一个试剂盒或检测系统的敏感程度,当被测物低于最低检出限时,该试剂盒或检测设备无法检测到,但并不代表样本中无待测物。

线性范围:即分析测量范围(analytical measurement range,AMR),指样本没有经过任何预处理(浓缩或稀释),检测方法能够直接测定出待测物的浓度范围,即检测系统相应信号值与待测物的活性或浓度呈线性比例的范围,在这个范围内测定结果是可靠的。

可报告范围:通常指临床可报告范围(clinical reportable range,CRR),即指实验室可以出具对临床诊断、治疗有意义的待测物浓度的范围,若此范围超出了分析测量范围而无法检测时,则应将样本通过稀释或浓缩等预处理使待测物浓度处于分析测量范围内,最后乘以稀释或除以浓缩的倍数。

准确度:指分析物测定值与真值之间的一致性,即检测结果的准确程度通过正确度和精密度这两个指标来体现。准确度常采用不准确度来表示,即由系统误差(systemic error)(正确度)和随机误差(random error)(精密度)组成。

精密度:是指在一定条件下,同一标本经过多次重复测定所得到的一系列单次测定值之间的接近程度,反映测定结果中随机误差大小的指标。精密度的大小可采用标准差(standard deviation,SD 或 s)或变异系数(coefficient variation,CV)表示,是评价检测方法重复性的指标。

特异度:是指检测系统中只与目标待测物发生特异性反应的特性。目标待测物之外物质对检测结果的影响,将形成干扰,相应的物质为干扰物。临床上常采用干扰实验评价检测系统的特异度。该特异度不同于临床特异度,临床特异度是指诊断实验检查确定未患病者的阴性百分率,即真阴性率。

稳定性:是指对于规定储存条件下有效期范围内的检测试剂,在有效期初和有效期末试剂检测结果的差异,差异越小表明试剂稳定性越好。

参考区间:指检测系统对一定数量参考个体检测所获得参考低限至参考高限的检测结果范围,有时只有参考高限有意义,其参考区间为 0 至参考高限的检测结果范围。

通常情况下,一些可以进行定性检测的免疫试剂盒,在试剂生产商提供可溯源性校准品的情况下,即可进行定量检测,反之,定量试剂盒在确定了临界值的情况下,也可以进行定性检测。定量检测系统可以给出具体的实验结果,而定性检测仅给出阳性或阴性(是与非;有与无)的实验结果。严格意义上讲,半定量实验也属于定性实验,其不能提供具体的检测结果,而只能依据信号的强弱(如 ELISA 显色程度)或样本稀释度的大小(如抗核抗体滴度大小)间接评估目标待测物的多少。在临床实践中,定性和定量检测试剂盒都需要进行方法性能验证,以确认该试剂能否满足临床需要。

免疫试剂盒作为一种特殊的生物试剂,与生化试剂具有显著的不同,如:免疫试剂同一检测项目试剂种类较多;自动化程度较低;检测周期较长;定性检测实验所占比例较大;定量检测标准曲线多为"S"形等。因此免疫检测易造成检测结果差异显著。因此,更需要对检测系统进行验证。目前,美国病理学家协会(College of American Pathologists,CAP)及国际标准化组织(international standard organization,ISO)的 15189《医学实验室质量和能力的专用要求》对定性实验的方法性能评价要求都较低。通常情况下,对于定性检测试剂,需进行最低检测限、精密度、正确度、稳定性及特异度评价;而对于定量检测试剂,除上述性能评价指标外,还应增加线性范围、可报告范围、参考区间的验证。本单元主要介绍一些常规免疫试剂盒(或检测系统)的最低检测限、精密度、可报告范围、特异度和参考区间的性能验证实验。

本单元要求学生能够独立验证一份试剂盒说明书所给出的方法性能检测指标,并独立撰写一份试剂盒说明书。

实验一　最低检测限验证实验

乙型肝炎病毒标志物是目前国内医院开展最为普遍的免疫学实验,其中乙型肝炎病毒表面抗原(HBsAg)是乙型肝炎早期诊断的最重要指标,也是乙型肝炎病毒感染后转归的重要观察指标之一。HBsAg 定性或定量实验是检测 HBsAg 水平的有效方法。定性检测法主要有胶体金免疫层析法和 ELISA 法,前者在血站筛选献血人员使用较多,后者在医院检验科或体检中使用较多。定量检测法主要有化学发光法和提供了校准品的 ELISA 法,主要用于乙肝病毒定性结果阳性患者的定量检测,从而评价乙型肝炎的治疗效果。由于不同方法或同一方法不同试剂检测同一物质的最低检测限的差异,可能会导致同一个 HBsAg 低浓度标本出现不同的检验结果,因此有必要对检测方法的最低检测限进行评价,以选择合适的检测方法,满足临床对检测项目的要求,并在临床结果解释时具有更充分的依据。

HBsAg 定性检测通常会给出"阳性"或"阴性"的结果,有时还会提供标本测定值与临界值之间的比值,从而进一步反映患者体内 HBsAg 的含量,但并不代表真正的 HBsAg 含量,也并非定量实验,而是半定量实验,即也是广义的定性实验。若试剂盒提供了 HBsAg 校准品,ELISA 法也可对 HBsAg 进行定量检测。临床上以定性检测较为普遍。本节将以 ELISA 法定性检测 HBsAg 为例,验证 HBsAg 检测系统的最低检测限。通过本节学习初步掌握定性检测最低检测限验证实验的原理、步骤及注意事项。

【实验原理】

1. 反应原理　将已知的 HBsAb 纯化抗体吸附于固相载体上,加入待检标本(含 HBsAg 抗原)与之结合。洗涤后,加入酶标记抗体形成双抗体夹心复合物,再洗涤,加酶底物溶液显色进行测定。

2. 数据分析原理　将已知浓度的 HBsAg 阳性血清(国家卫计委临检中心提供的国家标准物质)作系列稀释,采用 ELISA 法多次重复测定不同浓度的 HBsAg 标准品溶液,将能够获得 50% 阳性和 50% 阴性结果的分析物浓度作为临界值浓度(C_{50}),以 C_{50} 为基准制备 $C_{50}(1 \pm 20\%)$ 浓度的样本,同样多次重复检测,若 $C_{50}(1+20\%)$ 浓度样本 ELISA 检测结果阳性率达 95% 以上、$C_{50}(1-20\%)$ 浓度样本检测结果阴性率达 95% 以上,则规定以 $C_{50}(1+20\%)$ 浓度即为该方法的最低检测限。

【试剂与器材】

1. 实验试剂　HBsAg 国家标准物质(浓度为 5ng/ml),阴性对照、阳性对照、弱阳性对照血清,ELISA 试剂盒。

2. 实验器材　酶标仪、洗板机、恒温水浴箱、吸水纸、移液器、加样枪及加样吸头等。

【操作步骤】

1. 使用同一批号有效期内的试剂,且室内质控及仪器处于良好状态,以便分析实验室 HBsAg 检测系统(包括实验环境、仪器及试剂盒)的检测能力。

2. 确定 HBsAg 临界值浓度　将阳性样本(如 HBsAg 国家标准物质 5ng/ml)进行系列稀释(表 8-1),然后对其重复检测,以确定能够获得 50% 阳性和 50% 阴性结果的稀释度,处于这一稀释度的待测物浓度即为 C_{50}。

表 8-1　不同浓度的 HBsAg 标准物质配制

试管序号	HBsAg (5ng/ml)(μl)	阴性血清 (μl)	终体积 (μl)	终浓度 (ng/ml)
1	100	0	100	5
2	80	20	100	4
3	60	40	100	3
4	50	50	100	2.5
5	40	60	100	2
6	20	80	100	1
7	10	90	100	0.5
8	5	95	100	0.25
9	2	98	100	0.1
10	1	99	100	0.05
11	0.2	99.8	100	0.01

3. ELISA 法检测示例(具体按试剂盒说明书操作)

1)加样:不同稀释度的阳性血清及阴性对照、阳性对照、弱阳性对照血清(均做双孔测定)分别加入对应的反应孔,同时设置 1 孔空白对照,置 37℃ 水浴 30 分钟。

2)洗涤:采用洗板机进行洗涤,或采用手工法去除各孔内液体,拍干,用洗涤液洗孔 6次,每次均拍干。

3)加酶:每孔加入酶标记抗体 50μl,空白对照孔不加,置 37℃ 水浴 30 分钟。

4)洗涤:同上。

5)加酶底物/色原溶液:加显色剂 A 液、B 液每孔各 50μl,37℃ 水浴 15 分钟显色。

6)加终止液:每孔 50μl。

7)读数:在酶标仪上于 450nm 波长处读取吸光度值(A),以空白孔校零点,分别测定阴性对照、阳性对照、弱阳性对照血清及样本孔的 A_{450} 值。

4. 制备评价用样本　制备 3 份样本。一份浓度为 C_{50}(步骤 2 中已确认),一份为 C_{50} $(1+20\%)$,一份为 $C_{50}(1-20\%)$。配制方法参见表 8-1,每份样本的体积需保证 40 次以上重复检测的量。

5. 再次检测　每份样本检测 40 次以上(如检测次数达不到 40 次,结果的统计学意义有限),确定每一份样本结果为阳性和阴性的百分比。

【结果判断】

1. C_{50} 是否准确的判断　根据浓度为 C_{50} 的样本在 40 次检测中得到阳性结果的次数判断 C_{50} 是否准确(表 8-2)。

表8-2 判断 C_{50} 是否准确

检测次数	阳性结果次数	所占百分比	C_{50} 准确性判定
40	≤13 次或≥27 次	≤32.5% 或≥67.5%	不可信（统计学的错误率＞5%）
40	14~26 次	35%~65%	可信（统计学的错误率＜5%）

如果临界浓度准确可信，处于临界浓度的样本重复检测将获得50%的阳性和50%的阴性结果。然而，对于实验室来说，准确估计 C_{50} 比较困难。可根据检测次数和阳性结果次数的双侧95%可信区间提示阳性结果的真正百分比，而从得知样本的实际浓度，见表8-3。

表8-3 重复性检测总次数与样本的实际浓度

重复检测总次数	阳性结果			样本的实际浓度范围
	阳性次数	百分比	真正百分比	
20	10	50%	30%~70%	C30~C70
40	20	50%	35%~65%	C35~C65
100	50	50%	40%~60%	C40~C60

请注意：如果 C_{50} 估计不准，那么 -20%~+20% 浓度范围也会变化，这将导致浓度范围的一侧落在 C_5~C_{95} 区间之外。

2. 判断最低检测限 +20%浓度的样本阳性结果次数和 -20%浓度的样本阴性结果次数均符合规则（+20%浓度样本检测结果阳性率达95%以上、-20%浓度样本检测结果阴性率达95%以上），说明临界值可信，则 +20%浓度即为最低检出限（对于标准的临床实验室验证实验，以上步骤应每日1次，至少40次；而对于教学实验，重要的是掌握基本的实验原理，因此可适当减少检测次数及间隔时间，每隔1小时测定1次，共测定20次）。

【实验讨论】

C_{50} 是将阳性标本做系列稀释后，能够获得50%阳性和50%阴性结果的测试物的浓度，要保证 C_{50} 的重复性较好，应保证该临界浓度 ±20%处于95%的区间内。

讨论定性实验性能指标验证实验包括哪些内容？并与定量实验性能指标验证实验进行比较。

实验二 精密度验证实验

精密度（precision）是指在规定条件下，对同一或相似被测对象重复测量得到测量示值或测得量值间的一致程度，是表示测定结果中随机误差大小程度的指标。实验精密度可分批内、批间、日内、日间和总精密度，而对于有些免疫学检测项目（如荧光法检测抗核抗体等）还存在人间精密度，抗核抗体荧光模型及滴度由检测人员判读，最终检测结果受相同人员不同时间及不同检测人员之间的影响，而对于不依赖操作者的全自动系统则不受人员的影响。在临床实践中，精密度常以检测结果的变异（即不精密度）来表示，变异越小，表示精密度越好。重复性实验是评价检测系统精密度的常用方法。

批内精密度或批内重复性：指在严格的相似实验条件下，尽可能短的时间内用同一批号试剂平行测定20次，计算其标准差和变异系数来表示。

批间精密度或批间重复性:指在同一实验室,由同一(组)操作员在同一仪器上,使用同一方法和不同批号试剂,在一段时间内(一般为一个月或 20 个工作日)对同一样本进行检测,计算其标准差和变异系数来表示。

日内精密度或日内重复性:指在一天内对一个或数个标本做数批重复测定,计算其标准差和变异系数来表示。因在一天内重复测定标本间隔时间较批内较长,且试剂批号不同,日内重复性实验所受影响因素比批内大,所得标准差和变异系数可能比批内大。

日间精密度或日间重复性:指将同一标本每天一次随机插入常规标本中测定,连续测定20 个工作日,计算其标准差和变异系数来表示。这种变异比批内和日内都大,该精密度适用于实际工作中患者标本测定的精密度评价。

室内精密度或总精密度:包括了批内、批间、日内和日间的精密度,即临床日常实践工作中总的结果变异程度,其权衡了日间、批间及批内的误差因素,较为真实地反映了日常工作中检测系统的精密性,临床上更关心的是室内精密度或总精密度。

同一样本不同时间检测得到相同或非常接近的结果,对于疾病诊治至关重要,而且有助于增强临床医生对检验人员的信任感和依赖性。免疫定性检测实验和定量检测实验均应进行精密度验证。本节以 ELISA 法检测 HBsAg 验证定性实验精密度;由于临床上定量检测HBsAg 应用较少,我们以临床普遍开展的速率散射比浊法检测血清 IgG 验证定量实验精密度。

一、ELISA 法检测 HBsAg 验证定性实验精密度

定性实验的批内精密度,是指在相同条件下、尽可能短的时间内采用 ELISA 法定性检测HBsAg 临界值浓度附近检测结果的重复性。

【实验原理】

反应原理:参见"血清 HBsAg 定性检测的最低检测限验证实验"。

数据分析原理:按照血清 HBsAg 定性检测的最低检测限验证实验确立 HBsAg 检测方法的临界值浓度 C_{50},检测系统 $C_{50}(1-20\%)$ 的阴性率及 $C_{50}(1+20\%)$ 的阳性率是否大于90%,若符合要求表明该定性实验的精密度较好,否则该检测系统精密度较差。

【试剂与器材】

同血清 HBsAg 定性检测的最低检测限验证实验。

【操作步骤】

1. 确定 ELISA 法检测 HBsAg 的 C_{50}、$C_{50}(1-20\%)$ 及 $C_{50}(1+20\%)$ 浓度,参见血清 HBsAg 定性检测的最低检测限验证实验。

2. 重复检测 $C_{50}(1-20\%)$ 及 $C_{50}(1+20\%)$ 浓度标本各 40 次。

【结果判断】

检测系统 $C_{50}(1-20\%)$ 的阴性率 $>=90\%(36/40)$,且 $C_{50}(1+20\%)$ 的阳性率 $>=90\%$(36/40),表明该定性实验的精密度较好,否则该检测系统精密度较差。

【实验讨论】

临床实践中,上述定性实验精密度验证实验适合于肉眼判断结果或酶标仪直接给出定性结果的精密度验证。由于 ELISA 法检测显色结果可以通过光密度来表示,这种精密度验证需转化为定量检测方法进行验证。

二、速率散射比浊法检测血清 IgG 验证
定量实验精密度

定量实验精密度常用标准差或变异系数来描述不精密度,以表示精密度的大小。标准差或变异系数越小表明精密度越好,反之则差。变异系数是样本标准差与样本均数的百分比,即 $CV(\%) = \frac{s}{\bar{x}} \times 100\%$,CV 值用于比较各组数据间的变异情况。本实验通过速率散射比浊法定量检测血清 IgG 来验证试剂说明书提供的精密度。

【实验原理】

反应原理:速率散射比浊法是一种动力学测定方法,在一定条件下,抗原和相应的抗体快速结合成抗原抗体免疫复合物,所谓速率是抗原抗体结合反应过程中,在单位时间内两者结合的速度。在抗体过量情况下,抗原抗体反应达最高峰时,峰值的高低与抗原的量成正比,不同抗原含量其速率峰值不同,通过电脑处理,即可求出抗原含量。

数据分析原理:选取基质与临床样本相似或相同、待测物浓度在医学决定水平(通常取 2 个)附近的校准品、质控物或者保存的临床样本,每天进行一批测定,每个样本重复测定 4 次,重复测定 5 天。通过对数据进行统计分析以判定精密度是否符合相关质量标准。若结果验证通过,表明检测系统符合要求,若不能通过,则分别需要增加测定次数或者增加测定样本数量,再次进行分析,如果验证结果依然无法通过,则需要联系检测系统的技术工程师进行解决。

【试剂与器材】

1. 实验试剂　检测仪器相配套的试剂、校准品及其他辅助试剂,选择 1 个血清 IgG 低医学决定水平浓度标本(7g/L)和 1 个高医学决定水平浓度标本(16g/L)。

2. 实验器材　速率散射比浊仪等。

【操作步骤】

1. 阅读速率散射比浊法检测血清 IgG 的试剂说明书,确认试剂生产商提供的批内精密度($\sigma_{批内}$)和总精密度($\sigma_总$),如:本实验 $\sigma_{批内} = 1.0$,$\sigma_总 = 2.0$。

2. 在实施评价实验前,操作者必须熟悉仪器设备及操作程序,确保检测系统保持稳定并处于良好状态。

3. 精密度估计　根据美国临床与检验标准化研究院(Clinical and Laboratory Standards Institute,CLSI)的 EP15-A 文件,每天室内质控在控后,对两个标本测定 IgG 各 4 次,共测定 5 天。本实验首先对低医学决定水平的浓度(7g/L)标本进行精密度验证,分析步骤及结果见表 8-4。

表 8-4　精密度验证分析步骤及结果

统计分析指标	第一天	第二天	第三天	第四天	第五天
重复 1(x_1)	7.0	6.5	6.9	6.6	7.1
重复 2(x_2)	7.1	7.2	7.1	6.9	7.2
重复 3(x_3)	7.2	7.1	7.2	6.9	6.8
重复 4(x_4)	8.0	6.8	7.0	7.1	6.5

续表

统计分析指标	第一天	第二天	第三天	第四天	第五天
$\sum\limits_{i=1}^{n} x_i$	29.3	27.6	28.2	27.5	27.6
$\overline{x_d} = \dfrac{\sum\limits_{i=1}^{4} x_i}{4}$	7.325	6.9	7.05	6.875	6.9
$x_1 - \overline{x_d}$	-0.325	-0.4	-0.15	-0.275	0.2
$(x_1 - \overline{x_d})^2$	0.105625	0.16	0.0225	0.075625	0.04
$x_2 - \overline{x_d}$	-0.225	0.3	0.05	0.025	0.3
$(x_2 - \overline{x_d})^2$	0.050625	0.09	0.0025	0.000625	0.09
$x_3 - \overline{x_d}$	-0.125	0.2	0.15	0.025	-0.1
$(x_3 - \overline{x_d})^2$	0.015625	0.04	0.0225	0.000625	0.01
$x_4 - \overline{x_d}$	0.675	-0.1	-0.05	0.225	-0.4
$(x_4 - \overline{x_d})^2$	0.455625	0.01	0.0025	0.050625	0.16
$\sum\limits_{i=1}^{4} (x_i - \overline{x_d})^2$	0.6275	0.3	0.05	0.1275	0.3
$S_d^2 = \dfrac{\sum\limits_{i=1}^{n} (x_i - \overline{x_d})^2}{n-1}$	0.209167	0.1	0.016667	0.0425	0.1
$\overline{\overline{x}} = \dfrac{\overline{x_1} + \overline{x_2} + \overline{x_3} + \overline{x_4} + \overline{x_5}}{D}$			7.01		
$\overline{x_d} - \overline{\overline{x}}$	0.315	-0.11	0.04	-0.135	-0.11
$\sum\limits_{d=1}^{D} (\overline{x_d} - \overline{\overline{x}})^2$			0.14325		
$S_b^2 = \dfrac{\sum\limits_{d=1}^{D} (\overline{x_d} - \overline{\overline{x}})^2}{D-1}$			0.0358125		
$s^2 = \dfrac{s_{d1}^2 + s_{d2}^2 + s_{d3}^2 + s_{d4}^2 + s_{d5}^2}{D}$			0.093667		
$s_{批内} = \sqrt{\dfrac{s_{d1}^2 + s_{d2}^2 + s_{d3}^2 + s_{d4}^2 + s_{d5}^2}{D}}$			0.306051		
$s_{总} = \sqrt{\dfrac{n-1}{n} \times s_{批内}^2 + s_b^2}$			0.32567		

注：D 为测定的天数，n 每天测定的次数，X_{di} 为第 d 天第 i 个测定值，$\overline{x_d}$ 为第 d 天的均值，$\overline{\overline{x}}$ 为全部测定均值

4. 比较实验精密度与厂家声明的精密度 如果实验室获得的批内标准差（$s_{批内}$）及总标

准差($s_总$)小于厂家声明的批内标准差($\sigma_{批内}$)及总标准差($\sigma_总$),则该方法可以在临床应用。本实验$s_{批内} < \sigma_{批内}$且$s_总 < \sigma_总$,因此,表明低浓度 IgG 检测精密度验证通过。此外还需要采用相同方法进行高浓度验证。

如果实验室获得的标准差大于厂家声明的标准差,则需进一步统计学检验,判断差异是否具有统计学意义。

5. 进一步统计学检验,比较标准差与验证值 比较标准差与验证值将采用前述结果,具体统计分析过程见表8-5。

表8-5 验证值统计分析过程及结果

统计指标	结果
$v = D \times (n-1)$	15
$C_{批内}$	25
验证值$_{批内} = \dfrac{\sigma_{批内} \times \sqrt{C_{批内}}}{\sqrt{v}}$	1.29
$T = \dfrac{\left[(n-1)s_{批内}{}^2 + (ns_b{}^2) \right]^2}{(\dfrac{n-1}{D})s_{批内}{}^4 + (\dfrac{n^2(s_b{}^2)^2}{D-1})}$	17.316
$C_总$	27.59
验证值$_总 = \dfrac{\sigma_总 \times \sqrt{C_总}}{\sqrt{T}}$	2.52

注:v为批内检测自由度,D为测定天数,n为重复测定次数,$C_{批内}$为$\alpha = 0.05$,自由度为15时卡方分布临界值,T为计算总精密度的所得自由度。

若$s_{批内} <$验证值$_{批内}$或$s_总 <$验证值$_总$,表明检测系统的精密度与厂家声明的精密度一致,可以进行临床使用。若$s_{批内} >$验证值$_{批内}$或$s_总 >$验证值$_总$,表明检测系统变异较大,增加测定次数或者增加测定样本数量重新验证,若还未通过应请求生产商提供技术支持。

【结果判断】

参见前述"4. 比较实验精密度与厂家声明的精密度"和"5. 进一步统计学检验,比较标准差与验证值"。

【实验讨论】

1. 在常规测定中每个标本测定结果都会有误差,这个误差包括了各种类型的随机误差和系统误差,因此测定结果与真值的差异是随机误差和系统误差的总和,即总误差(total error,TE)。所选用的检测方法的总误差必须在临床可接受的水平范围内,任何一项检测项目的总误差大于允许总误差(total error allowance,TEa)都不能被接受,美国临床医学检验部门修正法规(CLIA'88)规定了很多常规检测项目的 TEa。

2. 由于医学决定水平浓度对临床疾病诊断最为重要,这一区域检测结果的变异可能导致错误的诊断和治疗,因此,通常验证低、高医学决定水平的精密度。低浓度精密度验证通过只能代表检测系统低浓度检测重复性较好,还需对高浓度标本进行验证,以评估在高浓度水平检测结果的重复性。理论上,对于医学决定水平每个浓度均应进行验证,以保证其检测结果的重复性。

3. 精密度验证时选取的 2 例标本本身就是抽样,不同抽样标本可能造成不同的标准差,由于抽样本身就有误差,因此可能会造成不同抽样验证时得到不同的结论,只有按精密度要求做重复性实验得出的精密度结论才比较客观可靠。

4. 试分析精密度与重复性实验的关系,精密度与不精密度的关系。

实验三　可报告范围验证实验

可报告范围(reportable range)通常指临床可报告范围,即临床实验室可向临床提供某项检测指标的可报告低限值与可报告高限值的范围,这项性能评价指标只适用于定量检测方法。临床可报告范围验证包括两部分内容,即检测系统分析测量范围的确定及稀释或浓缩倍数确定。分析测量范围是指对没有进行任何预处理(稀释或浓缩)与被分析物的活性或浓度呈线性比例的范围,故又称线性范围,它反映检测系统的特性。而临床可报告范围是指对临床诊断、疾病治疗有指导意义的待测物浓度范围,是在分析测量范围的基础上,通过稀释、浓缩等预处理使待测物浓度处于分析测量范围内,最后结果乘以稀释倍数或除以浓缩倍数即为临床可报告范围,故临床可报告范围大于分析测量范围。在临床实践中,几乎不做浓缩标本来验证临床可报告范围,因此,临床可报告范围应包括确定分析测量范围和确定稀释倍数。

理论上,所有的定量检测实验均须进行临床可报告范围验证。本节通过速率散射比浊法定量检测血清 IgG 实验进行临床可报告范围验证。

【实验原理】

1. 反应原理　参见"速率散射比浊法检测血清 IgG 验证定量实验精密度"。

2. 数据分析原理

(1)确定分析测量范围:由于抗原体反应的特殊性,免疫学检测项目应使用多点定标绘制标准曲线,在绘制的标准曲线上查阅结果。由于计算机技术的发展,仪器可对不同的反应相应结果做适当的处理,直接以最终计量单位方式报告检验报告,在此情况下,评价患者分析测量范围时,可不必再去评价相应结果的真实曲线状态,只要将样品作不同程度的稀释或配制后,将预期值和实际检测值作比较,绘制在坐标纸上应成一条通过原点、斜率为 1 的直线,直线所达的低限和高限值之间的范围即为该方法的分析测量范围。

(2)确定稀释倍数:按上述方法将不同稀释倍数标本的预期值和实际检测值作比较,以 CLIA'88 规定的 1/2 TEa 为判断限,符合该条件的最大稀释度为该项目的最大稀释倍数。

(3)确定临床可报告范围:即分析测量范围低限至最大稀释倍数乘以分析测量范围高限之间的范围。

【试剂与器材】

1. 参见"速率散射比浊法检测血清 IgG 验证定量实验精密度"。

2. 补充实验试剂　选择两个临床标本:IgG 低浓度标本(L)0.1g/L,高浓度标本(H)100.0g/L。

【操作步骤】

1. 确定分析测量范围

(1)设备准备:按标本操作规程做好项目校准、常规质控,保证检测系统处于良好状态。

(2)查询试剂说明书,检测系统血清 IgG 分析测量范围为 0.1 ~ 100.0g/L。

（3）按要求进行实验标本配制：H 通常为试剂说明书高限浓度，L 为低限浓度。将血清 IgG 的高和低样品按：5L、4L + 1H、3L + 2H、2L + 3H、1L + 4H、5H 关系各自配制混合，形成系列评价的实验样品，并计算各样品的理论值，结果见表 8-6。

（4）检测：将系列评价的实验标本上机检测，每标本重复检测 4 次，将这些标本对 IgG 实测值与理论值结果记录于表 8-6。

表 8-6　血清 IgG 分析测量范围评价结果记录

样本	实测值（x）（g/L）					理论值（y）（g/L）
	X_1	X_2	X_3	X_4	$\overline{X}$	
5L	0.1	0.08	0.12	0.09	0.0975	0.1
4L + 1H	21.0	20.2	20.8	20.4	20.6	20.08
3L + 2H	40.0	39.7	41.9	49.4	42.75	40.06
2L + 3H	61.0	60.5	61.3	59.5	60.575	60.04
1L + 4H	80.1	80.2	80.4	79.4	80.025	80.02
5H	97.6	98.9	102.3	105.3	101.025	100.0

（5）数据分析

1）观察结果有无明显的数据差异，可采用 Q 检验法确定离群点。将每个浓度 4 次检测结果按从小到大排列（X_{i-1} 到 X_{i-4}），若其中离群可疑值为 X_{i-1}，计算极差 $R = X_{i-1} - X_{i-4}$，计算统计量 Q 值，$Q = (X_{i-1} - X_{i-2})/R$，Q 值越大，说明离群越远，根据测定次数和所要求的置信度查表，若 Q 大于所查数值，则相对于 Q 的 X_{i-1} 为异常值，应予弃去；否则，应予保留。

2）在坐标纸上，以 $\overline{X}$ 表示各样品的实测值，以 y 表示各样品的理论值，将实验结果点在图上，见图 8-1。

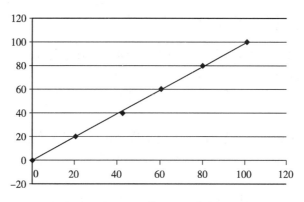

图 8-1　分析测量范围验证散点回归图

3）若所有实验点在坐标纸上呈明显直线趋势，用直线回归对数据进行统计，得直线回归方程 y = bx + a，若 b 在 0.97 ~ 1.03 范围内，a 接近于 0（依据检验项目和实验条件不同，a 值要求不同，本实验可规定：- 1.0 < a < 1.0），则可直接判断分析测量范围在实验已涉及浓度；若 b 不在 0.97 ~ 1.03 范围内，a 较大，应舍去某组数据，另作回归统计。若缩小分析范围后，回归式有明显改善，且 b 和 a 在规定范围内，此时，缩小的分析范围可作为真实的分析测量

范围。本实验回归方程 $y = 0.997x - 0.654$,其中 $b = 0.997$,处于 $0.97 \sim 1.03$ 范围内; $a = -0.654$,处于实验室规定的范围,表明检测系统血清 IgG 分析测量范围包括在 $0.1 \sim 100.0g/L$ 区间内。

2. 确定最大稀释倍数

(1)确定稀释液:由于基质效应,稀释液将决定最大稀释倍数,稀释液种类采用试剂说明书推荐材料。本实验推荐使用生理盐水,即要求以后该项目临床标本稀释均使用生理盐水。

(2)选取高浓度待测成分标本:分析材料尽可能和临床标本相似,即最好选用病人标本。本实验采用血清浓度为 100g/L 的病人标本。

(3)确定稀释方案:将高浓度样品按两种方案进行稀释,一种方法为对倍稀释法,即先稀释成2倍,再将稀释后的样品进行对倍稀释。另一种方法为对比稀释法,直接将样品稀释成所需的不同倍数。两种方法相同稀释倍数测定值和预期值比较,接近预期值的稀释方案为最佳。

(4)确定最高稀释倍数:按 2、4、6、8…50 等差关系进行稀释,依照实验样品稀释关系,计算出各实验样品内含待测物的浓度,作为这些样品的预期理论值,将这些样品经检测所得结果为检测值。标本稀释方案及结果见表8-7。

表8-7 标本稀释方案及结果

稀释度标本	理论值	第一次检测	第二次检测	第三次检测	偏差
1:2	50	50.6	50.8	51.0	1.6%
1:4	25	24.5	24.6	24.7	−1.6%
1:6	16.67	17.7	17.6	17.8	6.17%
……	……	……	……	……	……
1:50	2	2.2	2.1	2.0	5.0%
1:52	1.92	2.18	2.17	2.16	13.02%

注:偏差 = (检测均值 − 理论值)/理论值 ×100%

(5)以 CLIA'88 规定的 1/2 TEa 为判断限,将偏差与其进行比较,符合该条件的最大稀释度为该项目的最大稀释倍数。本实验 CLIA'88 血清 IgG 的 TEa 为 ±25%。1/2 TEa 为 ±12.5%,当 1:52 稀释时,偏差 13.02% 超过判断限,因此,最高稀释倍数确定为 1:50。

【结果判断】

1. 可报告范围(临床可报告范围)下限通常指分析测量范围低限,上限指最大稀释倍数乘以分析测量范围高限所得的积。因此,本实验的可报告范围可扩展为:0.1g/L 至 5000g/L。

2. 判断验证的可报告范围与试剂说明书的扩展报告范围是否一致,若在稀释液相同的情况下,差别较大,应请生产商予以技术支持。

【实验讨论】

1. 进行分析测量范围评价时,应注意稀释后各个标本的测定结果重复性(CV%)是否符合 CLIA'88 能力比对实验的质量要求规定,否则就不能采用该浓度标本的实测值均值($\overline{X}$)进行分析。

2. 若收不到低值样品,可收集高值样品,推荐采用无被测物的血清进行稀释,形成系列评价样品。

3. 将标本准确稀释,至少5个稀释度,且浓度宜采用等差关系,而不是等比关系,以缩小稀释倍数之间的跨度,浓度范围应覆盖整个预期可报告范围,最高浓度的样品应达到可报告范围的上限。

4. 不同的稀释液造成基质效应不同,在验证结果通过的情况下,应选取验证实验所采用的稀释液进行临床标本稀释;也可以选不含待测物的病人样本作为稀释液,以尽量避免基质效应,但必须重新进行最高稀释倍数的验证。

5. 分析测量范围本身很宽,没有临床样本超过分析测量范围。没必要进行最大稀释倍数的确认。此时,分析测量范围等于临床可报告范围。当临床可报告范围大于分析测量范围时,才做最大稀释度验证。有一些项目一直稀释都可以满足质量要求,最好征求临床医生的意见,以确定最大的可报告范围,没必要无限稀释。对于可报告范围而言,如何选取最佳标本稀释液?

实验四　特异度验证实验

特异度是指检测系统检测特定待测物的特性,临床上通常利用干扰实验对特异度进行验证,即干扰物质对测定结果的影响反映了检测系统特异度的大小,干扰物质种类越少,干扰效果越小,则该检测系统的特异度越好。干扰物质种类繁多,有内源物质(如溶血、黄疸及脂血)和外源物质(药物、实验用品等),也有明确物(如已报道的物质)或非明确物(尚未进行研究的物质)。如此之多的干扰物质,要分析每样干扰物对检测结果的影响,必须对相关干扰物质逐个进行分析。因此,利用干扰实验进行特异度验证是检测系统性能评价中较为复杂的过程。临床上最常见的是溶血、黄疸及脂血对实验结果的影响。干扰物对定性检测和定量检测均有影响。对于定性检测,干扰物影响致使检测系统 $C_{50}(1-20\%)$ 的阴性率小于 90% ,或 $C_{50}(1+20\%)$ 的阳性率小于 90% ,此时浓度为干扰物的干扰浓度(浓度配制参见"血清 HBsAg 定性检测的最低检测限验证实验")。在临床实践中,以定量检测的干扰实验较为重要。目前,速率散射比浊法是检测血清 IgG 的主要方法,而该方法是以测定抗原抗体复合物形成浊度的速率为基础进行目标物的检测,而溶血、黄疸及脂血均可形成浊度,对标本检测可能会产生一定的影响。本节主要以脂血为例对速率散射比浊法检测血清 IgG 的干扰实验来验证其特异度。

【实验原理】

1. 反应原理　参见"速率散射比浊法检测血清 IgG 验证定量实验精密度"。

2. 数据分析原理　将干扰物加入临床标本中,与不加干扰物的同一样本比较有无偏倚,称"配对差异"实验。当两者差异超过 CLIA'88 能力比对实验的质量要求规定,则此时的干扰物浓度为干扰浓度。

【试剂与器材】

1. 参见"速率散射比浊法检测血清 IgG 验证定量实验精密度"。

2. 补充实验试剂　三酰甘油纯品,血清 IgG 浓度 10g/L 的人血清标本,生理盐水。

【操作步骤】

1. 阅读速率散射比浊法检测血清 IgG 的试剂说明书。确认脂血(主要为三酰甘油)是否对检测结果造成干扰,三酰甘油多大浓度会引起干扰。本实验试剂说明书标明三酰甘油大于 10g/L 将对检测结果有影响。

2. 在实施评价实验前,必须确定临床可接受的标准,通常将干扰引起系统误差的大小与 CLIA'88 规定的 TEa 进行比较,若小于 1/4 TEa 即可接受,血清 IgG 的 TEa 为 ±25%。

3. 准备实验标本,如 IgC 浓度为 10g/L 的人血清标本。

4. 在实施评价实验前,操作者必须熟悉仪器设备,确保检测系统保持稳定并处于良好状态,避免其他因素影响分析结果,从而证明检测误差只由干扰物所引起,进而分析干扰物真正的干扰效果。

5. 采用生理盐水配制三酰甘油干扰物原液,通常以说明书干扰浓度的 20 倍为佳,以尽量减少对基础样本基质的稀释,然后制备干扰实验样本,详见表 8-8。

表 8-8　干扰实验样本制备

加入物(ml)	基础管	干扰管			
		Ⅰ	Ⅱ	Ⅲ	Ⅳ
血清(IgG 10g/L)	0.9	0.9	0.9	0.9	0.9
干扰物原液(三酰甘油 200g/L)	–	0.1	0.07	0.05	0.04
生理盐水	0.1	–	0.03	0.05	0.06
IgG 浓度	9g/L	9g/L	9g/L	9g/L	9g/L
三酰甘油浓度	0g/L	20g/L	14g/L	10g/L	8g/L

6. 速率散射比浊法定量测定基础管及干扰管的 IgG 浓度,每管作双份检测,结果取平均值,结果见表 8-9。

表 8-9　基础管及干扰管的 IgG 浓度结果及分析指标计算

	基础管		干扰管							
			Ⅰ		Ⅱ		Ⅲ		Ⅳ	
IgG 测定 (g/L)	①	②	①	②	①	②	①	②	①	②
	8.9	9.1	10.6	10.8	10.3	10.4	9.57	9.55	9.3	9.3
均值(g/L)	9.0		10.7		10.35		9.56		9.3	
干扰值	N/A		1.7		1.35		0.56		0.3	
干扰率	N/A		1.7/9 (18.89%)		1.35/9 (15.00%)		0.56/9 (6.22%)		0.3/9 (3.33%)	

注:(1)①表示第一次测定结果;②表示第二次测定结果

(2)N/A:表示不适用

(3)干扰物加入浓度计算

$$干扰物加入浓度 = \frac{干扰物溶液浓度 \times 干扰物溶液量}{血清量 + 干扰物溶液量 + 生理盐水量}$$

(4)干扰值计算

$$干扰值(g/L) = 干扰管测定值 - 基础管测定值$$

(5)干扰率计算

$$干扰率(\%) = 干扰值/基础值 \times 100\%$$

【结果判断】

1. 验证干扰效果　按照 CLIA'88 能力比对实验的质量要求规定,当干扰物引起的偏差小于 1/4 TEa 则认为不会影响测定结果,即当干扰物浓度低于该浓度时不会对 IgG 测定产生影响。经计算 CLIA'88 血清 IgG 的 1/4 TEa 为 ±6.25%,因此,Ⅲ干扰管三酰甘油干扰率最接近,当三酰甘油浓度小于 10g/L 时,认为该浓度对 IgG 测定不会产生影响,该结果与试剂说明书干扰浓度结果一致。

2. 当验证实验证明干扰物在小于厂商声明的浓度时即对检测结果产生明显干扰,则应请生产商予以技术支持。

【实验讨论】

1. 干扰实验最有效的方法是在较高浓度下对系列可能的干扰物做初步筛选。如果不具有显著临床意义,则该物质不是干扰物,没有必要进一步做验证实验。反之,应进一步通过验证实验确定干扰物浓度与干扰程度间的关系。

2. 加入可疑干扰物浓度应明显高于通常所见浓度的上限,最好达到病理标本的高值,以了解干扰物对临床标本的可能影响,以便更好地向临床医生进行结果解释。

3. 在实际应用中,某一分析方法产生影响的干扰物质可能不止一种,因此,在进行方法学评价时应对造成影响的干扰物质逐个进行干扰试验的评价。

4. 干扰物对测定的影响与被测物的浓度无关,而与干扰物本身的浓度有关,所以产生的误差属恒定系统误差。

试分析溶血对速率散射比浊法检测血清 IgG 的影响。

实验五　参考区间评价实验

参考区间又称参考范围,是定量检测指标的一项重要的性能评价指标。大多数的实验室通常把试剂说明书或其他资料提供的参考区间作为本实验室的参考区间,但在应用之前,需对选用的参考区间进行验证,若验证无法通过,则需要重新建立自身实验室的参考区间,而由于建立参考区间需要的标本量大,对纳入人群的标准要求严格,临床应用并不太广泛。

参考区间的验证:是临床实验室对试剂说明书中的参考区间进行验证。按照我国体外诊断试剂注册的要求,试剂生产商须对参考人群进行检测并提供参考区间,但由于选择人群、检测条件等的不同,该参数不一定适用于本实验室,因此,临床实验室需要对其提供的参考区间进行验证,以确定该性能指标是否适用于本实验室。

参考区间的建立:确定纳入参考人群标准,选择一定数量的参考个体,按要求采集标本,在系统处于良好状态下检测待测物浓度,根据数据分布情况确定待测物的参考区间。

本实验将分别以血清 IgG 检测的参考区间验证及血清 IgG 检测的参考区间建立为例进行实验性能评价。

一、血清 IgG 检测的参考区间验证

【实验原理】

1. 反应原理　参见"速率散射比浊法检测血清 IgG 验证定量实验精密度"。

2. 数据分析原理　收集 20 例符合建立参考区间的标本,对试剂说明书提供的参考区间进行验证。分析结果有 90% 以上的数据在所验证的参考区间内,则说明该参考区间有效,否

则需建立本实验室的参考区间。

【试剂与器材】

参见"速率散射比浊法检测血清 IgG 验证定量实验精密度"。

【操作步骤】

1. 确定试剂说明书中的参考区间　注意确认参考区间是否有性别、年龄及特殊人群（如孕妇）等要求。

2. 制定参考人群的纳入和排除标准

（1）选择健康个体：健康是一个缺乏统一定义的概念，因此，确定排除非健康的标准是选择参考个体的第一步。每一项研究均有不同的健康标准。参考个体的健康状态需经过一系列检查才能确定，这些检查包括身体检查、临床实验室检查和问卷调查。

（2）制定排除标准：排除标准应详细规定参考个体的非健康状态，用于排除非健康参考样本。表 8-10 列出了基本的排除标准，此表并没有囊括所有的排除标准，每个项目应根据实际情况细化排除标准。

表 8-10　排除标准

饮酒	疾病（最近）
献血	哺乳期
血压（异常）	肥胖
药物滥用	职业
处方药	口服避孕药
自服药	怀孕
环境因素	手术（最近）
空腹或不空腹	吸烟
遗传因素	输血（最近）
住院（最近或正在）	维生素滥用

（3）分组标准：最常用的分组标准是年龄和性别，通常的分组标准见表 8-11，各个项目可根据实际情况进行调整。

表 8-11　分组标准

年龄	采样时的体位
血型	种族
生理变异	性别
食物	月经周期
种族背景	孕期
运动	采样时间
禁食与非禁食	吸烟
地理位置	

3. 选择参考个体 根据纳入和排除标准选择参考个体,剔除不符合要求的候选对象。选取的 20 例人员的年龄相对均匀地分布在各年龄段,若无性别要求应男女各一半。

4. 标本的收集 详细告诉受检参考个体标本采集的相关要求,并请做好准备及予以配合。

5. 设备准备 标本测定之前应确认检测使用同一批号有效期内的试剂,测定过程应有完整的质量控制措施,按照标准化操作流程检测参考个体的血清 IgG 的浓度。

【结果判断】

如果 20 个检验个体中有 2 个或 2 个以下的值落在试剂说明书提供的参考区间之外,则此参考区间可被采用。如果 3 个及 3 个以上检验个体的值落在参考区间之外,则用户应重新检查分析程序,检查厂商的参考人群和验证时所选择的参考人群是否具有同质性,是否需要建立适合自己实验室的参考区间。

【实验讨论】

1. 通过参考区间的验证建立本实验室的参考区间,这种方法简单有效。但对于国外进口试剂提供的参考区间,可能由于参考人群不同无法采用说明书中的参考区间。

2. 定性实验无参考区间,但有参考值,超过即为阳性,对临床具有重要的提示价值。

二、血清 IgG 检测的参考区间建立

当实验室开展血清 IgG 含量检测时,参考区间验证无法通过,实验室应当建立适用于本实验室的参考区间,才能使临床医生对检验结果作出正确的判断。本节以血清 IgG 参考区间建立为例进行实验。

【实验原理】

1. 反应原理 参见"速率散射比浊法检测血清 IgG 验证定量实验精密度"。

2. 数据分析原理 确定纳入参考人群的标准,选择参考个体,按检测目的来收集标本,并在检测系统性能良好的状态下检测入选标本 IgG 浓度,收集检测结果,绘制结果的数据分布图,了解数据的分布特性。若数据呈高斯正态分布,或者数据经转换后亦呈高斯分布,通常按 $\bar{X} \pm 1.96s$ 表示 95% 数据分布范围来确定血清 IgG 的参考区间。

【试剂与器材】

参见"速率散射比浊法检测血清 IgG 验证定量实验精密度"。

【操作步骤】

1. 确定参考个体及排除非参考个体的原则参见"血清 IgG 检测的参考区间验证"。

2. 按照血清 IgG 在临床使用的要求选择参考个体,并考虑是否有分组的必要。为确保参考范围数据的可靠性,建议至少取 120 个参考个体,若还需分组统计,则每个分组应有 120 个参考个体。

3. 在良好的控制条件下,采用速率散射比浊法对标本进行检测,获取检测结果。

【结果判断】

1. 绘制分布图,了解数据的分布特性。若数据呈高斯正态分布,或者数据经转换后亦呈高斯分布,可按 $\bar{X} \pm 1.96s$ 表示 95% 数据分布范围确定参考区间。

2. 数据中的疑似离群点的判断 参照"血清 IgG 实验进行临床可报告范围验证实验中采用 Q 检验法确定离群点"。若有离群点被剔除后,应将其他数据补上。

【实验讨论】

参考区间单双侧确定:根据一个指标是否过大、过小均属异常,决定该指标的参考区间是双侧区间还是单侧区间。若一个指标过大、过小均属异常,则相应的参考区间既有上限又有下限,是双侧参考区间,符合正态分布的数据,参考区间通常采用 $\bar{X} \pm 1.96s$ 表示,不符合正态分布的数据应采取 2.5% 和 97.5% 百分位数表示;若一个指标仅有过大属异常,则此指标的参考区间只有上限,是单侧参考区间;若一个指标仅有过小属异常,则此指标的参考区间只有下限,也是单侧参考区间,正态分布数据,单侧上限 95% 区间通常为 $\bar{X} + 1.645s$,单侧下限为 $\bar{X} - 1.645s$,不符合正态分布的数据采用 95% 百分位数表示。

试设计建立甲胎蛋白(AFP)单侧参考区间。

附:免疫试剂盒说明书基本要求

免疫试剂盒是一类以抗原抗体反应为基础对目标待测物进行检测的体外诊断试剂,按照我国《体外诊断试剂注册管理办法》的要求,所有检测试剂盒必须提供说明书。根据国家食品药品监督管理局颁布的《体外诊断试剂说明书编写指导原则》,免疫试剂盒说明书应包括以下基本内容:

【产品名称】

1. 通用名称　通用名应当符合《体外诊断试剂注册管理办法》中的命名原则。《中国生物制品规程》收载的品种,其通用名、英文名应与《中国生物制品规程》一致。

2. 商品名称　同时标注通用名称和商品名称时,应当分行,不得连写,并且商品名称的文字不得大于通用名称文字的两倍。不得使用夸大、断言产品功效的绝对化用语,不得违反其他法律、法规的规定。

【包装规格】

注明可测试的样本数,如××测试/盒、××人份/盒、××ml。

【预期用途】

详细说明产品的预期用途,如定性或定量测定、筛查、自测、确认等。说明与预期用途相关的临床适应证背景情况,说明相关的临床或实验室诊断方法等。

【检验原理】

详细说明实验原理、方法,必要时可采用图示方法描述。

【主要组成成分】

1. 对于产品中包含的试剂组分　①说明名称、数量、每个组成成分在反应体系中的比例或浓度,如果对于正确的操作很重要,应提供其生物学来源、活性及其他特性。②明确说明不同批号试剂盒中各组分是否可以互换。

2. 对于产品中不包含,但对该实验必需的试剂组分　生产企业应列出此类试剂的名称、纯度,提供稀释或混合方法及其他相关信息。

3. 对于标准品(校准品)和质控品　①注明主要组成成分及其生物学来源。②注明标准品(校准品)的定值及其溯源性。③注明质控品的允许范围。

【储存条件及有效期】

1. 说明产品的储存条件,如 2~80℃、-180℃以下、防止冷冻等。其他影响稳定性的条件如光线、湿度等也必须说明。如果打开包装后产品或工作液的稳定性不同于原包装产品，则打开包装后产品或工作液的储存条件也必须注明。

2. 有效期　说明在规定储存条件下的有效期。如果打开包装后产品或工作液的稳定性不同于原包装产品，打开包装后产品或工作液的有效期也必须注明。

【适用仪器】

说明可适用的仪器，并提供与仪器有关的所有信息以便用户能够作出最好的选择。

【样本要求】

应在以下几方面进行说明：①在样本收集过程中的特别注意事项。②为保证样本各组分稳定所必需的抗凝剂或保护剂。③已知的干扰物。④能够保证样本稳定的储存、处理和运输方法。

【检验方法】

为保证实验的正确进行，应在以下几方面对实验的每一步进行详细说明。

1. 试剂配制　各试剂组分的稀释、混合及其他必要的程序。

2. 必须满足的实验条件　如 pH 值、温度、每一步实验所需的时间、波长、最终反应产物的稳定性等。实验过程中必须注意的事项。

3. 校准程序（如果需要）　标准品（校准品）的准备和使用，标准曲线的绘制方法。

4. 质量控制程序　质控品的使用、质量控制方法。

5. 实验结果的计算　包括对每个系数及对每个计算步骤的解释。如果可能，应举例说明。

【参考值（参考区间）】

说明参考值（参考区间），并简要说明参考值（参考区间）的确定方法。

【检验结果的解释】

说明可能对实验结果产生影响的因素；说明在何种情况下需要进行确认实验。

【检验方法的局限性】

说明该检验方法的局限性。

【产品性能指标】

说明该产品的主要性能指标。

【注意事项】

注明必要的注意事项，如本品仅用于体外诊断等。如该产品含有人源或动物源性物质，应给出具有潜在感染性的警告。

【参考文献】

注明引用的参考文献。

【生产企业】

指该产品的生产企业，按下列方式列出：企业名称、地址（须标详细地址；注册地址和生产地址不同的，应分别列出）、邮政编码、电话和传真号码、网址。进口产品还应有售后服务单位的名称、地址、联系方式。

【医疗器械生产企业许可证编号】

境内医疗器械生产企业应注明生产企业许可证编号。

【医疗器械注册证书编号】

注明该产品的注册证书编号。

【产品标准编号】

注明该产品的产品标准编号。

【说明书批准日期及修改日期】

注明该产品说明书的批准日期。如曾进行过说明书的变更申请时,还应该同时注明说明书的修改日期。

由于免疫试剂盒产品种类繁多,说明书基本要求不能涵盖所有该类产品的特殊情况,对于特殊情况可以另行增加相关条目。

（武永康）

第九单元
实验设计训练

实验设计是指在临床研究或实验研究中,对研究的目的、内容、方法等进行预先的科学规划。一个科学、严谨而完善的实验设计可严格控制实验条件,减少实验误差,节约实验成本与时间,最大程度提高实验成功率。因此,实验设计是医学科学研究中的重要一环,是提高医学实验成功率的重要保证。

实验一　实验影响因素分析和最佳实验条件探索

临床实验项目的检测过程常受到多种因素的影响,这些因素可能会对实验结果的准确性产生干扰。因此,在正式开展项目之前,要对可能影响实验结果的条件进行评估,并对实验条件进行优化,以使实验在最佳的条件下进行,从而获得准确的实验结果。在本实验中,将以建立酶免疫组织化学法检测小鼠脾组织中 CD4$^+$T 细胞方法为例,说明实验中如何对可能影响实验的因素进行分析,并对最佳实验条件进行优化。

一、典型实验

【实验原理】

抗体与抗原可发生特异性结合。小鼠脾脏组织中有大量的免疫细胞(如 CD4$^+$T 细胞),抗小鼠免疫细胞的单克隆抗体(如生物素标记抗小鼠 CD4)可与这些细胞发生特异结合,当再加入链酶亲合素标记的辣根过氧化物酶(HRP),生物素可与亲合素发生特异性结合,将 HRP 结合至 CD4$^+$T 细胞上。加入 HRP 的反应底物(DAB 和 H_2O_2),酶催化底物发生显色反应,形成不溶性有色产物沉积在反应部位(如 CD4$^+$T 细胞表面),显微镜下可观察该有色沉淀物。

但在进行组织化学染色过程中,多种因素可影响其结果,这些因素包括:固定剂的种类、内源性生物素、内源性过氧化物酶、细胞表面 FcR 与抗体的非特异结合、生物素标记抗体的反应浓度、反应底物的种类、孵育时间、孵育温度、显色时间等。因此,在该实验中要对这些因素进行优化,以确定最佳实验条件。本实验中,将以内源性过氧化物酶、FcR 的非特异结合、生物素标记抗体浓度、链酶亲合素标记的辣根过氧化物酶(HRP)、孵育时间与温度等几个方面对实验条件进行优化。

【试剂与器材】

1. 动物　成年小鼠(雌雄不限)。

2. 试剂　抗生物素标记抗小鼠 CD4$^+$T 细胞单克隆抗体、链霉亲合素标记的辣根过氧化物酶(HRP)、二氨基联苯胺(DAB)、过氧化氢(H_2O_2)(皆为商品化试剂)。

3. 洗涤缓冲液　0.01M pH 7.4 磷酸缓冲液(PBS)。

4. 其他 玻片、手术小剪刀、小手术镊、丙酮等。

【操作】

基本实验步骤如下:

(1)小鼠脾脏组织印片的制备:将小鼠处死后,小心剪开脾脏背部皮肤及肌腱等组织,暴露出脾脏。用手术镊将脾脏小心牵出,剪下脾脏放入加有预冷 PBS 的小平皿中。

(2)印片:用剪刀将脾脏剪开,用手术镊夹取剪下的脾,利用其切口在干净的玻片上进行印片。

(3)固定:待印片自然晾干后,用蜡笔将组织部位圈起。在圈内加丙酮进行固定,室温,20 分钟。

(4)洗涤:将玻片放置于 PBS 洗涤缸中,静置,2 分钟。取出,自然晾干。

(5)抗原-抗体反应:吸取生物素标记的抗小鼠 CD4$^+$T 细胞的抗体(50～100μl)置于组织片上。将玻片置于温盒内,37℃ 60 分钟。

(6)洗涤:将玻片放置于 PBS 洗涤缸中,静置,2 分钟。取出,自然晾干。重复 3 次。

(7)生物素-亲合素反应:玻片上脾组织加链霉亲合素标记的 HRP(50～100μl),将玻片置于温盒内,37℃ 30 分钟。

(8)洗涤:重复步骤(6)。

(9)底物呈色反应:加入底物液(用前新鲜配制),室温,避光静置 15 分钟。PBS 洗涤。

(10)观察结果:封片,显微镜观察。

【结果判断】

将玻片置于显微镜下观察,CD4$^+$细胞被染成棕黄色阳性,并且此细胞主要分布在脾脏的非滤泡区的 T 细胞聚集区,其他细胞不着色或只有衬染颜色。

二、影响因素的分析及最佳条件的优化

在实验过程中,实验结果常受多种因素的影响,包括温度、时间、试剂及样本内源性的干扰等。因此,要对影响因素进行分析并对条件进行优化。

优化实验条件的主要步骤包括:

1. 影响因素的分析和证明 影响实验的因素分析和证明主要采用对照实验,以检测小鼠脾组织中 CD4$^+$T 细胞方法为例进行说明。

(1)内源性过氧化物酶的影响:在生物体的组织内有内源性过氧化物酶的存在,可对实验结果造成影响。因此,在实验中需要对内源性过氧化物酶进行灭活。可用 3% 过氧化氢,作用 5～10 分钟,可以灭活内源性过氧化物酶。为观察该因素对实验的影响,可在本实验的基本实验(5)之前增设内源性过氧化物酶灭活步骤。即在此设二组,一组进行内源性过氧化物酶的灭活,另一组不做处理。其他后续步骤同基本实验,以观察内源性过氧化物酶对组织化学染色结果的影响。

(2)FcR 非特异性结合的影响:在哺乳动物细胞,尤其是免疫细胞表面有 FcR 的表达,该受体可与免疫球蛋白(如生物素标记抗体)的 Fc 段发生结合。因此,脾脏组织中非 CD4$^+$细胞可通过 FcR 非特异性结合生物素标记抗 CD4$^+$抗体,产生非特异性信号。该受体可用动物血清(如大鼠血清)进行封闭,以减小其非特异性结合。为排除该 FcR 产生的非特异结合对结果的影响,可在基本实验步骤(5)之前,增设血清封闭步骤。即设二组,一组用血清封闭 FcR,另一组不进行封闭。其他后续步骤同基本实验,以观察血清封闭细胞表面 FcR 对组织

化学染色结果的影响。

（3）生物素标记抗体浓度与链酶亲合素标记的辣根过氧化物酶（HRP）的影响：抗体的浓度对于组织化学染色的结果有着重要影响。抗体过浓可产生非特异性着色，产生假阳性结果；抗体过稀则可能不能有效结合阳性细胞，产生假阴性结果。因此，需要对其浓度进行预实验。一般在进行抗体浓度预实验时，可在其厂家推荐浓度附近确定几个稀释度后进行；若无推荐浓度，可根据经验选择其抗体浓度。链酶亲合素标记的 HRP 同样需要确定使用浓度，其方法与标记抗体浓度相同。可在基本实验中的相应步骤中使用不同浓度的标记抗体和亲合素标记 HRP 进行预实验，以确定其实际使用浓度。

（4）孵育温度与时间的影响：抗体与抗原的结合、亲合素与生物素的结合都需要一定的温度和反应时间。温度与反应时间可相互影响。通常，温度高，反应快，所需要时间短，但非特异性结合可能会高，温度过高，可使蛋白变性；温度低，反应慢，所需要时间长，但特异性好。因此，反应时的温度与时间会影响组织化学染色结果。通常，可采用反应温度为 37℃、反应时间 30 ~ 60 分钟进行组化染色。在有的实验中，也可采用 4℃、反应时间为孵育过夜，以在减少非特异染色的基础上，增加抗体的结合。另，对于细胞表面膜分子进行标记时，反应条件相对容易，反应时间可短；若待检测分子位于细胞内，则需要对细胞进行破膜（如用 Triton-X100），反应时间则相对要长。

2. 探讨多因素对实验的共同影响及条件优化　以上探讨的是单因素对实验的影响，但在具体的实验中，一个实验常受多种因素的共同影响。因此，常要对影响实验结果的多种因素进行同时优化，即需要采用正交试验设计对其进行评估。正交试验设计是从全面的试验中选出部分有代表性的点，这些点有"均匀分散、齐整可比"的特点，然后将这些点组合成列表，即正交表后进行试验。如在本实验中，对于脾脏内 $CD4^+T$ 细胞的组化染色结果的因素包括抗体浓度、酶活性、反应温度、反应时间等因素。请你选择三个生物素标记抗体浓度（A、B、C）、三个链酶亲合素标记 HRP 浓度（a、b、c）和三个温度点（4℃、25℃、37℃）（表9-1）进行正交组合，对共同影响 $CD4^+T$ 细胞组化染色的多因素进行条件的优化。

表9-1　因素水平表

水平	温度	生物素标记抗体浓度	亲合素 – HRP 浓度
1	4	A	a
2	25	B	b
3	37	C	c

3. 优化条件实验与典型实验比较和评价　在对实验条件进行优化后，该实验的效果如何？与典型反应条件的实验结果相比有无优化效果？这需要列出具体的实验指标进行比较和评价。

对于本实验中 $CD4^+T$ 细胞组化染色实验，请通过以下的评价指标对优化条件的实验和经典实验的结果进行比较与评价：①能否将 $CD4^+T$ 细胞正确地检出，同时假阳性、假阴性的干扰最小；②是否能在满足①的条件下，做到抗体用量最少、酶用量最少；③是否在满足①的条件下，在最短的反应时间内完成实验检测。

三、实验讨论及思考

1. 在本实验中这些棕黄色阳性细胞主要出现在脾脏的滤泡结构部位还是非滤泡结构

部位？

2. 能否可用人血清对小鼠免疫细胞表面 FcR 进行封闭？

3. 为何通常用于细胞胞内分子标记的抗体浓度要大于细胞膜分子的抗体浓度？

4. 在小鼠组织中也有内源性生物素的存在,该组分也可对组织染色结果产生干扰,如何去除此干扰？

5. 若利用免疫组织染色法检测小鼠肝脏内库普弗细胞,你能设计一个实验流程,并对其进行实验条件优化吗？

6. 若利用其他方法检测相关指标,你能分析其影响实验结果的因素,并对最佳实验条件进行优化吗？如酶联免疫检测法检测 HCV 中的影响因素及实验条件的优化？

实验二　机体免疫功能评估和影响机体免疫功能因素的观察

机体的免疫功能受多种因素的影响,包括食物、环境、心理、药物、疾病及精神因素等。通过对机体体液免疫和细胞免疫的评估,可以对机体的整体免疫状态做出综合评价,也可对可能影响机体免疫功能的因素进行有效观察。本实验将利用免疫抑制剂降低机体免疫功能,并对机体的免疫功能做出评价,以探讨免疫抑制剂对免疫功能的影响。

一、典 型 实 验

【实验原理】

环磷酰胺、地塞米松是临床常用的免疫抑制剂,可通过多种机制抑制或杀伤淋巴细胞,抑制机体免疫功能。利用环磷酰胺或地塞米松制备免疫抑制模型,给实验模型小鼠注射绵羊红细胞抗原,通过观察小鼠对绵羊红细胞抗原产生抗体的能力,评估药物对小鼠体液免疫功能的影响。二硝基氟苯(dinitrofluorobenzene, DNFB)是半抗原,将其涂抹于小鼠腹壁皮肤后,DNFB 可与皮肤蛋白质结合形成完全抗原,并刺激 T 淋巴细胞活化成致敏淋巴细胞。一周后将其再次涂抹于局部皮肤,可造成抗原二次刺激,激活致敏淋巴细胞,使组织局部产生迟发型超敏反应。通过观察实验小鼠皮肤迟发型超敏反应程度,可对其细胞免疫功能做出评估。

【试剂与器材】

1. 环磷酰胺、地塞米松。

2. 5%绵羊红细胞(SRBC)的制备　取新鲜的 SRBC 全血,肝素抗凝。静置,去血浆。加入 5~10 倍体积的生理盐水,混匀,1500r/min,离心 5 分钟。重复洗涤 3 次,待其上清清亮后,去上清。吸取压积的 SRBC 细胞 5ml,置于 95ml 生理盐水中。

3. 1%的 DNFB　称取 DNFB(AR 级)200mg(当 DNFB 呈液态时可用注射器吸取药物后滴于小瓶中称量)于有胶盖的干净小瓶中,加入丙酮-麻油溶液(丙酮:麻油为 1:1,混匀)20ml,盖好并用胶布封口,混匀后,用注射器通过瓶盖取用即可。致敏或攻击前新鲜配制。

4. 补体　取豚鼠新鲜血清。用前,将血清进行 1:20 稀释。

5. 实验用成年小鼠。

6. 1ml 注射器、5ml 小试管、采血用手术器械、血清分离用器材、200 目钢网、天平等。

【操作】

1. 将实验小鼠进行分组,分别为造模组和实验对照组。

2. 免疫功能抑制小鼠模型的制备

(1)方法一:成年健康小鼠,每鼠腹腔注射环磷酰胺 100mg/kg(参考剂量),3 天后进行后续试验。

(2)方法二:成年健康小鼠,每鼠腹腔注射地塞米松 40mg/kg(参考剂量),3 天后进行后续试验。

建议两种方法同时分别试验,以比较两种免疫功能抑制动物模型的特点。该模型可在初次免疫完成后制备。

3. 体液免疫功能评估

(1)SRBC 细胞抗原初次免疫:取小鼠,每只鼠于腹腔注射 5% SRBC 0.3ml。

(2)5~7 天后,采用 2 中所述方法制备免疫功能抑制小鼠。

(3)5~7 天后,取小鼠,每只鼠腹腔注射 5% SRBC 0.3ml,进行 SRBC 细胞抗原再次免疫。

(4)小鼠脾细胞制备:5 天后,将小鼠处死,取脾脏,置于含 Ca^{2+}、Mg^{2+} 的冷 PBS 液中,在 200 目钢网上将脾脏进行研磨,制成单细胞悬液,1000r/min,离心 5 分钟。PBS 液洗 2 次,用 PBS 调细胞浓度至 $1×10^7/ml$,4℃备用。

(5)血清溶 SRBC 试验:小试管中加入 0.5ml 5% SRBC、0.5ml $1×10^7/ml$ 37℃预温的脾细胞液、1:20 稀释的补体 1ml。此管作为实验管。另准备一对照管,加入 0.5ml 5% SRBC、0.5ml $1×10^7/ml$ 脾细胞液和 1ml PBS。37℃孵育 60 分钟后,2500r/min,离心 5 分钟。取上清。

(6)检测:分光光度计测上清的 A_{540}。A_{540} = 实验管 A_{540} - 对照管 A_{540}。比较各组小鼠间的 A_{540} 值的大小。

4. 细胞免疫功能评估

(1)DNFB 致敏:将小鼠腹部小心去毛,约 3cm×3cm 大小,用无菌棉签蘸取 1% DNFB 溶液,均匀涂抹于腹部皮肤。致敏 5~7 天。

(2)采用 2 中所述方法制备免疫功能抑制小鼠。

(3)迟发型超敏反应的激发:用微量注射器吸取 1% DNFB 溶液 10μl,均匀涂抹于小鼠右耳(双面)进行抗原激发,空白对照组用等量 PBS 同样涂耳。24~48 小时后,仔细观察耳组织红肿与否,剪下左右耳壳,用打孔器(直径 8mm)在相同部位切取同样大小的耳片,称重。

【结果判断】

1. 体液免疫功能　造模组 A_{540} 的值较正常对照组低,反映造模组小鼠的体液免疫功能下降,脾脏中 B 细胞产生抗 SRBC 的能力降低。

2. 细胞免疫　以剪下的左右耳片重量之差作为判定迟发型超敏反应强弱的指标。造模组因免疫功能受抑制,机体细胞免疫水平下降,其迟发型超敏反应强度减弱。

二、影响机体免疫功能因素的观察实验设计

以上的实验评估了免疫抑制剂对机体的体液免疫和细胞免疫功能的影响,在该功能的评估中对于实验的设计,尤其是动物的分组严格遵循了随机对照原则,即遵循随机、对照和重复的原则。

除免疫抑制剂外，其他因素如疾病、食物、环境、心理及精神因素也可对机体的免疫功能产生影响。脓毒血症是临床常见的细菌性感染性疾病，可影响机体的免疫功能。请你参照经典实验中的研究体系和观察指标，在随机对照原则的基础上，设计实验研究脓毒血症对机体免疫功能的影响。

1. 动物模型　小鼠盲肠结扎穿孔（CLP）制备的脓毒血症动物模型。

2. 动物分组　采用随机分组原则。

3. 实验观察　参照经典实验进行设计与观察免疫功能的变化。

【实验讨论】

1. 实验小鼠需要随机分组，需要设正常对照组。在后续的实验中也要设对照组，以减少实验误差。如体液免疫检测中的比色对照管，细胞免疫检测中的左耳对照。

2. 尽可能采用近交系动物进行实验，并控制鼠龄在 6~12 周，同时注意实验鼠的性别、体重，以减少实验中小鼠的个体误差。

3. 如需对免疫调节剂等进行实验观察，可以增加相应的实验组。

4. 根据实验需要可增加其他免疫指标的检测，并观察机体免疫指标的变化，以探讨不同免疫学指标的特点和关系。

5. 体液免疫功能检测中，因小鼠脾脏 B 细胞可产生抗 SRBC，当 SRBC、抗 SRBC、补体共存时，可活化补体，导致 SRBC 溶血，释出血红蛋白。血红蛋白可在波长 540nm 时被分光光度计检测。

6. 本实验还可选择其他免疫指标进行检测，以反映机体的细胞与体液免疫功能。

7. 在对模型的免疫诱导上，也可采用其他抗原，如 OVA（卵白蛋白）等。

实验三　实验诊断效能评价和联合指标诊断效果观察

随着免疫学技术的进步、临床疾病谱的改变，为提高疾病的诊断效果，常需开展新的检测项目或建立新方法来检测原有项目。因此，需要对这些新的检测方法、项目的临床诊断效果做出评估；同时，临床上对于某些疾病，仅凭单一的检测指标常不能有效地做出诊断，需要联合多个指标进行分析。多个检测指标联合用于诊断的效果如何，同样也需要做出评价。本实验将介绍如何进行实验诊断效能评价和联合指标效果观察。

【实验原理】

实验诊断效能评价是以临床诊断中常用的金标准作为参照，将用于诊断试验评价的对象分为病例组和正常对照组。根据该诊断试验检测的结果与金标准对照可得到真阳性、假阳性、假阴性和真阴性四个结论。然后，在此基础上，计算出各个评价指标的值，并以 1-特异度为横坐标、灵敏度为纵坐标，绘出 ROC 曲线并用于诊断准确性评价。对于联合指标诊断效果的观察，可在单个指标实验诊断效果评价的基础上，采用联合试验的方法进行评价。

典 型 实 验

实验示例一　Hs-CRP 在冠心病诊断中的临床效能评价

高敏 C-反应蛋白（Hs-CRP）是体内的炎症标志物，与多种炎性疾病有关。近年来，通过建立新的高灵敏性检测方法，可以对血清中 Hs-CRP 检测，用于临床上相应炎症性疾病的诊断。冠心病是临床上的常见病，常伴有炎症的发生和 CRP 的增高。本实验是探讨对 Hs-

CRP 在冠心病诊断中的临床效能进行评价。

1. 患者一般资料　某医院×年×月至×月间住院已确诊冠心病患者(AMI)102 例,其中,年龄 39 ~ 70 岁,平均年龄 65.1 岁,健康对照组为该院健康中心体检健康者 121 例,年龄 42 ~ 68 岁,平均 63 岁。清晨空腹静脉采血,肝素抗凝,取血清用于检测。

2. 检测方法　Hs-CRP 采用乳胶增强免疫比浊法测定。

3. 效能评价指标的计算

(1)资料整理(表 9-2)

表 9-2　Hs-CRP 在冠心病诊断中试验评价资料表

Hs-CRP 检测	冠心病(真阳性)	正常健康者(真阴性)	合计
阳性	91(A)	9(B)	100
阴性	11(C)	112(D)	123
总数	102	121	

(2)诊断评价指标计算

1)灵敏度:即真阳性率,是指在试验中被检测为 Hs-CRP 阳性的冠心病患者(阳性)人数占金标准确诊的冠心病患者总数的比例。

用下列公式进行计算:

$$灵敏度(真阳性率) = \frac{A}{A+C} \times 100\% = \frac{91}{102} \times 100\% = 89.2\%$$

2)特异度:即真阴性率,是指试验中被检测出 Hs-CRP 阴性的正常健康者(阴性)人数占金标准确诊的健康者总数的比例。

用下列公式进行计算:

$$特异度(真阴性率) = \frac{D}{B+D} \times 100\% = \frac{112}{121} \times 100\% = 92.6\%$$

3)误诊率:即假阳性率,是指试验中被检出为 Hs-CRP 阴性的正常健康者(阴性)人数占金标准确诊的冠心病患者总数的比例。

用下列公式进行计算:

$$误诊率(假阳性率) = \frac{B}{B+D} \times 100\% = 9/121 \times 100\% = 7.4\%$$

4)漏诊率:即假阴性率,是指试验中被检出为 Hs-CRP 阳性的冠心病患病(阳性)人数占金标准确诊的健康者总数的比例。

用下列公式进行计算:

$$漏诊率(假阴性率) = \frac{C}{A+C} \times 100\% = \frac{11}{102} \times 100\% = 10.8\%$$

5)阳性预测值:即被检测为 Hs-CRP 阳性的冠心病患者占被检测为 Hs-CRP 阳性者的比例。

$$阳性预测值 = \frac{A}{A+B} \times 100\% = \frac{91}{100} \times 100\% = 91\%$$

通常阳性预示值 >0.9 有确诊意义。

6)阴性预测值:即被检测为 Hs-CRP 阴性的健康者占被检测为 Hs-CRP 阴性者的比例。

$$\text{阴性预测值} = \frac{D}{C+D} \times 100\% = \frac{112}{123} \times 100\% = 91.1\%$$

通常阴性预示值 > 0.9 有排除诊断意义。

7）约登指数（Youden's index, YI）：是反映诊断试验真实性的综合指标。其值越大，表示该实验诊断效能越高。

用下列公式进行计算：

在表 9-1 中数据（四格表）做 x^2 检验有统计学显著差异时，表明 Hs-CRP 用于诊断冠心病有意义。在此基础上 YI > 0.7 才有实用价值；YI > 0.8 为中效实验；YI > 0.9 为高效实验。理想的约登指数为 1。根据本实验的 YI 值，可知本实验中 Hs-CRP 用于诊断冠心病为中效实验。

H. 受试者工作特征曲线（receiver operator characteristic, ROC 曲线）：即以不同截断点的灵敏度为纵坐标、1-特异度为横坐标，作出的真阳率和假阳性率曲线。尽管约登指数考虑了灵敏度和特异度，但因其只对应实验中的一个诊断截断点，不便于进行准确度的比较。ROC 曲线则通过对实验中不同截断点的灵敏度和特异度进行标记，直观地标记出了 Hs-CRP 实验诊断的准确度。通过对 ROC 曲线下面积（S）的计算，可判断其诊断价值。S 的理论值大于 0.5，小于 1。在本实验中 ROC 曲线的 S 值为 0.86，表明其准确度为中等（图 9-1）。

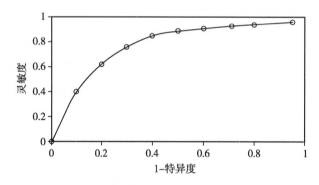

图 9-1　Hs-CRP 诊断冠心病的 ROC 曲线

4. 结果判定　本实验得出的约登指数（YI 值）为 0.818，表明本实验中 Hs-CRP 用于诊断冠心病为中效实验；本实验的 ROC 曲线的 S 值为 0.86，表明该诊断试验的准确度为中等。

实验示例二　两种肿瘤标志物在肺癌诊断试验中的临床评价

癌胚抗原（CEA）、神经元特异性烯醇化酶（NSE）是临床上检测的肿瘤标志物。本实验将对其单独或联合应用于肺癌诊断的效能进行评价。

1. 患者一般资料　将××医院于×年×月至×月间初次收住院，并经病理确诊为肺癌的患者共 115 例作为病例组。将该院健康中心健康的体检者 102 例作为健康对照组。抽取受检者清晨空腹静脉血，分离血清用于检测。

2. 检测方法　采用化学发光免疫分析仪进行检测。

3. 效能评价指标的计算　在肿瘤的实验室诊断中，对于肿瘤标志物检测的临床诊断效能，根据评估需要可分为两种情况。

（1）对每个肿瘤标志物在肺癌诊断中的单独临床诊断效能进行评价：在对每个肿瘤标志物诊断效能进行单独评价时，可参考 ［实验示例一］分别计算每个肿瘤标志物与肺癌诊断的"灵敏度""特异度""约登指数""ROC 曲线"等评价指标，然后，根据其值的大小分别进行诊断效能评定。具体方法参见实验示例一。

（2）对两个肿瘤标志物联合应用进行肺癌实验诊断的效果进行评价：因肿瘤普遍缺乏特异性的肿瘤标志物，为提高肿瘤实验诊断的诊断效率，常需要采用多个肿瘤标志物进行联合应用。与单个诊断指标相比，多个诊断指标的效果评价较为复杂，其诊断效果的评价方法上需要进行综合考虑。本实验中两个肿瘤标志物联合应用的目的是对肺癌做出诊断，为系列诊断实验。因此，只有当所有的指标检测皆为阳性时，该受试者才能被确定为肺癌患者；否则，只要有一个指标为阴性，该受试者就要被定为健康者。因此，在此试验中，应对如下指标做出评估：

A 联合灵敏度 = CEA 的灵敏度 × NSE 的灵敏度

B 联合特异度 = CEA 的特异度 + （1 – CEA 的特异度）× NSE 的特异度

在此基础上，再计算出约登指数和 ROC 曲线，用以对其联合诊断效果进行评估。具体方法参见实验示例一。

（3）联合指标诊断效果观察：在临床检测中，对于某患者疾病的实验室诊断并不完全依赖单一的检测指标，常通过检测多项指标后，综合对患者的病情作出联合诊断。但不同的联合检测在用于诊断效果评价时，其评价方法不尽相同。

如在经典实验的实验示例一中，对于冠心病的实验室诊断，除了检测 Hs-CRP 外，通常还检测低密度脂蛋白、高密度脂蛋白、多种载脂蛋白及总胆固醇等在血清中的水平。Hs-CRP 与这些指标的变化有何关系？能否用来联合诊断冠心病？这要对其联合诊断效能作出评估。对于这种研究一个应变量 Y（Hs-CRP）与多个自变量 X（脂蛋白及各种载脂蛋白浓度、总胆固醇）间的线性关系，通常采用多元线性回归分析的方法进行评估，建立多元线性回归方程。其数据格式如下（表9-3）。

表9-3　多元回归分析数据图

病例号	Hs-CRP	高密度脂蛋白	低密度脂蛋白	载脂蛋白 E	总胆固醇
1	Y_1	$X_{1,1}$	$X_{2,1}$	$X_{3,1}$	$X_{4,1}$
2	Y_2	$X_{1,2}$	$X_{2,2}$	$X_{3,2}$	$X_{4,2}$
3	Y_3	$X_{1,3}$	$X_{2,3}$	$X_{3,3}$	$X_{4,3}$
n	Y_n	$X_{1,n}$	$X_{2,n}$	$X_{3,n}$	$X_{4,n}$

然后，根据样本数据求出应变量 Y（Hs-CRP）与多个自变量 X（脂蛋白及各种载脂蛋白浓度、总胆固醇）间的数量关系表达式，即多元线性回归方程，并对其进行假设检验与评价。

在经典实验的实验示例二中，若要对联合应用三种或三种以上的肿瘤标志物诊断肿瘤的效果进行临床评价，则可采用 logistic 回归分析法进行评价。因应变量 Y（肿瘤）是一个二值变量（即阳性 – 肿瘤发生、阴性 – 无肿瘤），而影响 Y 取值的自变量 X 是检测的多个肿瘤标志物的值。通过样本数据分析，得到 logistic 回归方程后，再对其进行假设检验，以确定联合检测的多个肿瘤标志物（自变量 X）对肿瘤（应变量 Y）的影响是否有统计学意义（详细内容参见相关统计学教材）。

在实际应用中，因对于多个指标联合检测的效果评价的计算过程较为复杂，可采用相关统计软件进行分析处理。

【实验讨论】

1. 在实验诊断效能评价中,金标准的选定依据是当前临床上所公认的诊断某疾病的最可靠方法。这些方法包括:组织活检的病理性诊断、特殊的影像学诊断、外科手术发现等。当对此疾病尚无特异性诊断方法时,则采用国际公认的综合诊断标准。金标准若选择不当,会造实验数据的分类错误,影响试验评价的正确性。

2. 与单个指标的效能评价相比,联合指标效果评价可影响实验的特异性、灵敏度。

3. 对于肿瘤的诊断,联合肿瘤标志物检测是否一定优于单一的标志物?

4. 请你选一疾病的某一新型检测指标,试通过本实验所述方法对其临床应用效能进行评价。

附:医学实验设计基本原则

医学实验是指以医学需要为目的对实验对象进行某因素处理,并通过检测实验指标来评价其效果。在此过程中,涉及三个基本要素:即实验对象、处理因素和实验结果。①实验对象即用来进行实验的单位或客体。实验对象可以是行为个体,如患者或健康正常者,或实验用动物;也可以是来自人体或动物的生物样本,如细胞、血清等。②处理因素是指根据实验目的而加于实验对象,并在该实验中要进行观察和阐明其作用的因素。根据处理因素的多少,分为单因素和多因素。实验中处理因素要标准化,这样结果才能稳定并有可比性。③实验结果或实验效应,即是处理因素作用后,实验对象出现的反应。一般可通过相应的检测指标来具体体现。因此,该指标要有一定的特异性、精准性和灵敏度,能客观地反映处理因素的效应。

在实验过程中实验对象除了受到处理因素的作用外,通常同时还受非处理因素的影响。这些非处理性因素可对实验结果产生系统误差和随机误差。因此,应通过科学的实验设计来控制非处理因素对实验结果的干扰,以使实验者根据对实验结果的统计学分析,能对实验中处理因素对实验对象的效应作出正确判断。为达到此目的,实验的设计要遵循一定的基本原则。

1. **对照原则** 如前所述,实验过程中实验对象在接受处理因素作用时,还受到非处理因素的作用。因此,应立对照组,使实验对象除接受处理的因素不同外,其接受的非处理因素要尽量保持一致,以使处理因素与非处理因素分开,最终在实验结果中体现出处理因素的作用。为保证非处理因素的一致性,设立对照时要注意实验的"同步性"和"均衡性"。根据对照的目的不同,设立的对照组有:①空白对照;②实验对照;③标准对照;④相互对照;⑤潜在对照(历史对照)。

举例1:酶联免疫吸附试验(ELISA)(双抗夹心法)检测血清中CRP

ELISA是临床上常用的酶标记检测技术,广泛应用于检测多种样本中的抗原或抗体。在ELISA的应用中,常需要设立空白对照、标准对照和实验对照,以排除相应的非处理因素的干扰。首先,要设立空白对照。空白对照是指处理因素为空白,即不加任何干预措施。即在ELISA样本孔中,除了加入配制试剂所用的水或缓冲液外,不加任何其他试剂,其目的是在对检测样比色定量时,用以消除ELISA板材质本身对检测样本中吸光值的影响。其次,要设立实验对照。实验对照又称阴性对照,是指不加处理因素,但给予其他相关的实验因素。在ELISA孔中加入其他所有的检测试剂(如抗CRP、HRP-抗CRP、显色剂、反应终止剂),但不加待检测样本,进行同样的显色和比色检测,以消除检测试剂本身的色差对实验比色结果的影响。最后,要设立标准对照。标准对照又称阳性对照,是指利用现有的阳性标准品或金标准方法对实验进行干预,以保证实验过程完成的正确性或实验的有效性,同时,可将处理因素的效应与标准方法或标准品进行比较,以观察处理因素对实验的效应程度。如在 ELISA 检测中,用已知的标准品(如 CRP 标准品)设立标准对照,一方面可以检测整个实验过程中各试剂反应的有效性,另一方面可利用标准品来对待测样本中待测物的量进行评估。

举例2:环磷酰胺与地塞米松抑制小鼠皮肤移植排斥反应的效应比较

在 MHC 遗传背景不相同的品系小鼠间(如白色的 BALB/c 小鼠→黑色的 C57BL/6 小鼠)进行皮肤移植,常诱导免疫应答,发生皮肤移植排斥反应。而环磷酰胺和地塞米松是临床常用的免疫抑制剂,利用其可抑制移植排斥反应,促移植皮肤的生长。在该实验中,要对实验小鼠进行分组,可设立:①标准对照组(白色的 BALB/c 小鼠→黑色的 C57BL/6 小鼠,不做药物处理);②环磷酰胺治疗组(白色的 BALB/c 小鼠→黑色的 C57BL/6 小鼠,环磷酰胺治疗处理);③地塞米松治疗组(白色的 BALB/c 小鼠→黑色的 C57BL/6 小鼠,地塞米松治疗处理);④实验对照组(黑色的 C57BL/6 小鼠→黑色的 C57BL/6 小鼠)。其中,标准对照组,即阳性对照组,排除可能使皮肤移植排斥反应不发生的非处理因素。实验对照组,即阴性对照组,排除手术、感染等非处理因素对皮肤移植排斥反应结果的影响。对于环磷酰胺治疗组和地塞米松治疗组,此两组可以与标准对照组进行比较,以观察其对皮肤移植排斥反应的治疗效果,也可两组间做相互对照,观察、比较两种治疗方案对皮肤移植排斥反应治疗效果的差异。

2. 随机化原则　随机化原则是指通过对实验对象进行随机化处理,以保证每个实验对象接受非处理因素的概率是相同的,减少不可控或未知非处理因素对实验结果的影响,减少系统误差。

通常通过利用随机数来对实验对象进行随机化分组,具体方法包括完全随机化和分层随机化。如利用动物进行医学实验时,需要先将该实验动物进行编号,然后对编号进行随机化处理,最后,利用随机化产生的序号对实验动物进行分组并用于实验。

3. 重复原则　重复原则是指在医学实验中实验的对象要有一定的数量,即对其要有重复性观测,以确定所得出规律的必然性,避免将偶然结果必然化;同时,只有一定数量的结果重复,才能找出其统计分布规律,获得实验中的随机误差。如在酶联免疫检测法或 PCR 法检测某样本中的某指标时,通常对一个检测样最少要设立三个重复检测样,以保证结果的准确性,并求出其随机误差值。

(夏　圣)

第十单元
大学生"挑战杯"选题和"PBL"教学

"挑战杯"是"挑战杯"全国大学生系列科技学术竞赛的简称,是由共青团中央、中国科协、教育部和全国学联共同主办的全国性的大学生课外学术实践竞赛。竞赛的宗旨是崇尚科学、追求真知、勤奋学习、锐意创新、迎接挑战。竞赛的目的是引导和激励高校学生实事求是、刻苦钻研、勇于创新、多出成果、提高素质,并在此基础上促进高校学生课外学术科技活动的蓬勃开展,发现和培养一批在学术科技上有作为、有潜力的优秀人才。1989 年在清华大学举行,为全国大学生系列科技学术竞赛。"挑战杯"已成为高校学生课外科技文化活动中的一项主导性活动,越来越受到广大大学生的欢迎和各高等院校的重视,并在社会上产生广泛而良好的影响。

PBL 教学法 – 基于问题学习(problem- based learning, PBL)是一种以学生为主体的典型教学方法,与传统以学科为基础的教学法不同,PBL 强调以学生的主动学习为主,将学习与启发式问题挂钩,使学习者积极投入。它设计真实性任务,强调把学习设置到复杂的、有意义的问题情景中,通过学习者的自主探究和合作来解决问题,从而学习隐含在问题背后的科学知识。PBL 的特征是:①从一个需要解决的问题(驱动问题)开始学习;②学生在一个真实的情境中对驱动问题展开探究,解决问题的过程类似学科专家的研究过程;③教师、学生一同寻找问题解决的方法,使学生在活动的参与过程中提升能力;④学生要提出一套能解决问题的可行方案作为课堂学习的成果。

免疫检验技术的临床免疫部分主要涉及利用免疫检验技术解决临床中的问题,在实验课程的实验小组中适合开展 PBL 教学,巩固可拓展课堂教学内容,与"挑战杯"活动相结合,有可能较好地完成教学目标和实现"挑战杯"所倡导的崇尚科学、锐意创新、迎接挑战的宗旨。

教学可分四个阶段进行:

第一阶段:以小组为单位讨论和确定选题。我们主张选题来源于实践。最好的方法是深入病房,就我们所学到的知识与临床工作者讨论,目前检验医学的发展还没达到解决临床问题的理想状态,在与临床工作者的讨论过程中一定会发现许多问题并成为我们的选题,也可以就学习中所遇到的问题进行深入思考,成为我们的选题。一个小组可以有一个选题,也可以有几个选题或每人一个选题。

第二阶段:有针对性地、系统地查阅、收集有关文献和资料,作为分析和讨论的基础。这一阶段主要论证选题尚无有效的解决方案,即选题的新颖性,同时提出可能的解决方案或学术假想。这一阶段要求学生独立完成。

第三阶段:就第二阶段的内容进行小组讨论或与临床医师、指导教师共同探讨,小组成员和指导教师对方案提出意见。

第四阶段:撰写实验设计论文,召开有专家参加的讨论会或报告会。

书写实验设计论文的要求:

1. 题目　应重点突出,涵盖实验目的、实验对象和实验方法。一般不超过 20 字。

2. 前言　简要介绍研究的背景资料和问题的提出,说明实验目的。应重点阐述本实验的新颖性,应引用必要的参考文献。

3. 材料与方法　具体说明实验所用的材料和方法,其详细程度应使读者按照说明可以进行实验,即具有可操作性。

4. 结果　客观地表述实验出现的结果,不加主观评述。

5. 讨论　针对实验结果进行有关的分析,阐述和论证自己的观点或结论。

6. 参考文献　将文中引用的参考文献具体列出作者、题目及出处。

整个论文一般不少于 3000 字。以小组为单位选出典型的实验报告在全班宣读(有条件应将实验设计制成多媒体幻灯进行讲演),由专家、指导教师和全班同学进行提问,由教师进行必要的指导和总结。

建议实施方案:

第一次课:介绍 PBL 教学,讲解科研基本方法(参照本单元科学研究基本过程简介),确定分组和选题。建议安排在学期初进行。

第二次课:讨论选题和提出的具体问题是否合理、是否具有新颖性。建议放在学期中期进行,也可以穿插在其他实验课中进行,不单独开课。

第三次课:讨论解决问题的方案是否科学、合理,完善实验设计报告。建议放在学期中期进行,也可以穿插在其他实验课中进行,不单独开课。

第四次课:完成实验设计报告,召开实验设计报告会。一般应安排在完成免疫检验技术应用学习后进行。

选题指导一　感染疾病免疫学诊断

感染免疫是病原体侵入机体后,与机体的免疫系统相互作用、相互抗衡的病理生理过程,感染的病原体包括各种细菌、病毒、寄生虫、真菌、支原体、衣原体、螺旋体等,其免疫特点各不相同,因此免疫学检验诊断的策略也不尽相同。检测内容主要包括病原体抗原的检测和宿主血清抗体的检测,常用的技术包括凝集反应、沉淀反应、补体结合实验、免疫荧光技术、酶免疫测定、化学发光技术等,各种方法由于其方法学原理的差异而具有不同的敏感性和特异性。由此产生的学术问题和实践问题值得深入探讨。

【问题及参考选题】

感染免疫血清学检测定性试验只进行阴性或者阳性的测定,因此无法反映病情的变化情况及进展,同时由于方法学的局限性,容易受到很多因素的干扰,造成假阳性或假阴性的结果,如测定 HBsAg 主要是弱阳性的问题,因为处于 Cut-off 值周围"灰区"的结果可靠性较差。

抗原是血清学诊断的基础,但有些抗原由于病原微生物不能培养或来源受限,有些抗原与体内多种抗体发生反应(交叉反应)等问题,是严重影响血清学诊断的关键问题。

检测抗原的免疫学方法灵敏度尚未达到临床诊断的要求,临床检测阴性的标本很可能还具有较强的传染性,这是流行病监测和输血安全检测急需解决的问题。

参考选题如下:

1. 提高方法本身性能的选题　新型免疫学方法主要是在经典免疫学方法基础上有针

对性地加以改进而建立和发展起来的,其主要包括以下几方面的内容。

（1）用提高试验灵敏性的方法代替经典的方法：目前灵敏的免疫学检测方法仍不能满足临床实际的需要,因此,不断提高试验灵敏性仍是促进免疫学检测技术进步的主要动力。但应注意,提高灵敏性不能以降低特异性为代价,否则没有意义。

（2）用简易的方法取代复杂的方法：简易的方法主要是指适用于非专业人员操作的试验方法,为患者自行检查提供帮助。这要求反应结果可靠、易观察,试剂保存简便、时间长,而且无毒、无腐蚀作用。目前提倡人人享有医疗保健,远程医疗服务,对危险病原感染的快速筛查等,这项技术有很大的应用前景。

2. 寻找新的抗原、抗体诊断体系 应采用无交叉反应（或交叉反应较少）、最好有中和作用的抗原抗体体系对疾病进行诊断。对于不能培养的病原微生物可以尝试基因工程的方法大量制备抗原。

3. 丙型肝炎病毒、艾滋病毒、梅毒等病源感染往往通过抗体查病原,这些病原是否存在中和抗体？采用特异性细胞免疫实验能否更有效地评估感染进程？

【病例及讨论举例】

患者男,54 岁。主诉"乏力、纳差、尿黄 1 月余"。查体：肝区饱满,肝肋下 2 指,轻度触痛。血常规正常,肝功能示 ALT：1800U/L,BIL：123mmol/L。该患者如要进一步明确诊断,首先应该完善哪几项检查？还有哪些与患者疾病有关的医学问题需要解决？

病例讨论如下：

根据患者病史"乏力、纳差、尿黄",体征：肝脏肿大,压痛,肝功能：ALT、BIL 升高,提示病毒性肝炎的可能性较大,应完善"乙肝两对半"、甲肝、丙肝、戊肝等肝炎病毒抗体的检测,根据每种抗体的特点和诊断价值设计相应的实验方案。

病毒性肝炎多具有传染性,如果确诊应考虑与患者密切接触者有感染,患者本次发病的病原源于何处,请设计实验进行分析。

进一步设计实验证明各种病原可能的传播途径,提出有效的预防措施。

选题指导二 超敏反应性疾病

超敏反应（hypersensitivity）,又称为变态反应（allergy）,是指机体对某些抗原初次应答致敏后,再次接触相同抗原刺激时,所出现的一种以生理功能紊乱或组织细胞损伤为主的异常免疫应答。根据超敏反应发生的速度、机制和临床特点等,将其分为Ⅰ、Ⅱ、Ⅲ和Ⅳ四型。引起超敏反应的抗原物质称为变应原（allergens）,它可以是完全抗原,如异种动物血清、微生物、寄生虫及其代谢产物,也可以是半抗原,如青霉素等药物及多糖类物质。某一变应原刺激机体产生何种应答产物,引起哪型超敏反应,与致敏作用的抗原种类、致敏途径、不同个体及动物种属有关。因此采用相应的免疫学检测技术检测变应原的种类对超敏反应性疾病的诊断具有重要的临床意义。

【问题及参考选题】

由于四种类型超敏反应发生的机制不同,同一抗原也可在不同条件下引起不同类型的超敏反应,超敏反应还有明显的个体差异,这给超敏反应的检测、过敏原寻找和过敏体质评估带来困难。

对相应抗原易产生 IgE 型抗体的患者称为特应性个体或过敏体质个体。在 5 类免疫球蛋白中,IgE 是血清中含量最低,半衰期最短,分解率最高,对热最不稳定的 Ig。而在 Ⅰ 型超敏反应患者体内即特应性个体,IgE 含量显著增高。但用检测 IgE 的方法对过敏体质个体的预测准确率并不理想,也有一定数量的 IgE 型抗体水平不高。寄生虫感染时 IgE 型抗体水平也显著增高。

参考选题如下:

1. 对超敏反应发生进行预警的实验　人类 Ⅰ 型超敏反应可表现为全身性超敏反应和局部性超敏反应两种。全身性超敏反应是一种最严重的 Ⅰ 型超敏反应性疾病,机体再次接触变应原后数秒或数分钟内可出现症状,若抢救不及时,可导致死亡。因此,在超敏反应发生之前对超敏反应进行预测十分重要。

2. 寻找过敏原　寻找过敏原是征服超敏反应性疾病的重要途径,也是超敏反应性疾病诊断的主要依据。过敏原寻找主要采用激发试验,包括:皮肤激发试验、支气管激发试验和食物激发试验等,这些试验都需要用变应原引起机体一次轻度的超敏反应,给患者带来痛苦或是具有较大的危险性,所以有必要设计出安全、简单、可靠的寻找过敏原的方法。

3. 对机体过敏倾向的评估　超敏反应有明显的个体差异,这种差异可能来源于遗传因素,因此有可能采用基因组学的方法对机体的过敏倾向做出评估。

【病例及讨论举例】

患者王某,女,28 岁。因上呼吸道感染就诊。按医嘱做青霉素皮试,阴性。给静滴青霉素 800 万 U。患者上午 9 点左右开始输液,约 1 点 40 分左右输液毕,无任何不适反应。下午 3 点左右患者感觉全身不适,似有蚁爬感觉,身体束缚感,随即出现心慌等不适症状。再就诊时一般状态尚可,痛苦面容。测血压为收缩压 100mmHg,舒张压 70mmHg,脉搏为每分钟 128 次。心电监护提示频繁室早,明显缺氧症。遵医嘱给肌注肾上腺素 1ml,5% GNS 250ml,地塞米松 10mg 静滴;第二次 10% GNS 250ml,利多卡因 100mg,给氧等处理后,症状仍无明显改善。入院后给抗过敏、抗心律失常治疗,一周后病人自觉症状消失,痊愈出院。

病例讨论如下:

该患者属于 Ⅰ 型超敏反应,发展在超敏反应发生之前就能对超敏反应做出预警的实验十分重要。但这类实验应确保做出安全指示时发生超敏反应的概率很低才真正安全,这也是有关超敏反应预测实验不能得以实际应用的主要原因。

为什么多数人对青霉素不过敏,而只是少数人对青霉素过敏? 此类型人群针对青霉素的抗原受体有何特征? 此类型人群的基因组有何特征? 设计实验予以证明。

对某一物质的免疫安全性(主要指超敏反应)的评估也很重要,设计一个实验证明某一物质对较多人群有可能产生过敏反应。

选题指导三　自身免疫性疾病

自身免疫性疾病是指机体对自身抗原发生免疫反应而导致自身组织损害所引起的疾病。自身免疫性疾病的基本特征是患者血液中存在高滴度的自身抗体和(或)与自身组织成分起反应的致敏淋巴细胞,因此,我们可以通过检测患者血液中的自身抗体或相关致敏淋巴细胞以达到自身免疫病的诊断、活动程度的判断、治疗效果观察、指导临床用药及致病机制研究等目的。

【问题及参考选题】

自身免疫性疾病本身存在着高度的异质性,所产生的自身抗体谱复杂,这给免疫学诊断带来困难。

参考选题如下:

1. 基于自身抗体谱分析的实验 目前看来,通过一种自身抗体的分析诊断自身免疫性疾病是困难的,所以通过自身抗体谱分析诊断自身免疫性疾病成为共识,问题是要采用何种抗体组合和采用何种判定模式。

2. 针对自身免疫性疾病抗原分析的实验 如前所述,自身免疫性疾病存在多种自身抗体,但这些自身抗体的来源是什么?是相应抗原激发的还是 B 细胞克隆增生的结果?

3. 自身免疫性疾病易感人群估计 自身免疫性疾病发生有明显的个体差异,也有性别差异,这种差异可能来源于遗传因素,因此有可能采用基因组学的方法对机体的自身免疫性疾病易感的倾向做出评估。

【病例及讨论举例】

患者女,25 岁。多汗,关节痛 2 年,间断高热(39℃),并伴心悸 1~5 个月,体检无特殊发现。实验室检查,血沉 50mm/min,ASO 1:800。初步诊断:风湿性关节炎,不除外合并心肌炎,即予抗风湿治疗。

不久,胸片发现双肺中下野广泛弥漫粟状阴影,乃更正诊断为粟粒结核,改用抗结核治疗。

之后发现抗结核治疗效果不佳,进而肝功出现异常,SGPT650 单位。由于多器官损伤,考虑系统红斑狼疮,血中查及 SLE 细胞,ANA:1:800,dsDNA 阳性,诊断为系统红斑狼疮,改用大量激素治疗,肺内阴影吸收,病情缓解。

病例讨论如下:

系统红斑狼疮为什么会出现多种抗体造成多器官损伤?提出有关假设设计实验。

系统红斑狼疮为什么多为青年女性发病?提出有关假设设计实验。

Sm 抗体是系统红斑狼疮的标志性抗体,但为什么阳性率低,能否采用灵敏的检测方法提高阳性率?

选题指导四 免疫增殖性疾病

免疫增殖病通常是指以浆细胞、淋巴细胞和巨噬细胞异常增生为特征的疾病,往往伴随免疫功能异常及免疫球蛋白质和量的变化。与免疫学检验最为密切的是 B 淋巴细胞异常增殖或其他导致免疫球蛋白异常的免疫球蛋白病,这类疾病导致免疫球蛋白异常,容易被检出。

【问题及参考选题】

免疫球蛋白是机体正常物质,当发生单克隆免疫球蛋白病时,单克隆浆细胞异常增殖,产生大量理化性质均一的免疫球蛋白,可以说免疫球蛋白是一种典型的肿瘤标志物,可以作为研究肿瘤生物标志的模型。

参考选题如下:

1. 实验诊断的优势 多发性骨髓瘤是否可以通过临床表现做出诊断和鉴别诊断?单从临床表现做出的诊断还有哪些不足?

2. 早期诊断的问题 早期诊断是指在出现临床症状之前作出诊断,单纯免疫球蛋白增高如何处理,可以诊断为多发性骨髓瘤吗?

3. 骨髓瘤细胞 骨髓瘤细胞为什么会恶性增生,如何逆转这种恶性增生?

【病例及讨论举例】

患者男,48 岁。主诉"乏力,脸色苍白,骨骼疼痛、背痛"6 个月。体检发现:皮肤黏膜苍白,局限性骨骼压痛,伴肝脾肿大。辅助检查发现:①血象:Hb 82g/L,WBC、血小板、红细胞、白细胞和血小板镜检形态学正常,分类可见幼粒、幼红细胞,红细胞呈缗钱状排列;②骨髓象:增生活跃,浆细胞占 20%,并发现形态异常的骨髓瘤细胞。其余各系细胞大致正常;③骨 X 线片、CT 扫描:可发现多部位穿凿样溶骨性病变或广泛性骨质疏松。

病例讨论如下:

该患者初步可以诊断免疫球蛋白增殖病,具体属于哪种免疫增殖病还需做进一步实验室检查。应该进行血清免疫固定电泳或免疫球蛋白类和亚类检测,预测结果可能:血清免疫固定电泳会出现一条或多条异常电泳区带;免疫球蛋白和免疫球蛋白亚类可能会出现一种或多种血清免疫球蛋白、亚类或轻链含量的升高。

设计实验证明该患者是单克隆 B 细胞增生还是多单克隆 B 细胞增生?

提出假设并设计实验证明多部位穿凿样溶骨性病变或广泛性骨质疏松的机制。

该患者在有明显症状后有可能检出高水平的免疫球蛋白,如何证明高水平的免疫球蛋白在出现明显临床症状之前就可检出,用于该病的早期诊断?

选题指导五 免疫缺陷病

免疫缺陷性疾病是因先天发育不全或后天各种因素所导致的免疫活性细胞的发生、分化、增殖和代谢异常而引起的免疫功能不全综合征,可分为原发性免疫缺陷病和继发性免疫缺陷病。免疫缺陷性疾病的检验因疾病病因和临床表现多样性,其检测方法也是多方面的,主要涉及体液免疫、细胞免疫和补体等方面的检测。

获得性免疫缺陷综合征,又称艾滋病,是由人类免疫缺陷病毒(HIV)感染所引起的以 $CD4^+T$ 细胞减少为主要特征,同时伴反复机会感染、恶性肿瘤及中枢神经系统退行性病变的一组综合征。HIV 感染的免疫学检验方法主要针对病毒抗原和抗病毒抗体的检测以及免疫细胞数量和功能的分析。

【问题及参考选题】

严重免疫缺陷性疾病通过检验不难发现,但轻度免疫缺陷,特别是特异性免疫缺陷的诊断还有许多问题需要探索。对于艾滋病诊断而言,不漏检、不误报是艾滋病实验诊断的关键问题。

参考选题如下:

1. 轻度免疫功能缺陷 小到针对某一特异抗原的免疫,大到整体免疫(先天免疫、体液免疫、细胞免疫等),可能都会有强有弱,这种强弱达到什么程度就会引起病理作用?

2. 特定病原或内源性致病因素突破机体的免疫防线,免疫因素和非免疫因素(特定病原或内源性致病因素)两者哪一方面作用更大?

3. 艾滋病病毒感染 利用新技术研发 HIV 感染的筛查和确诊的新策略。

【病例及讨论举例】

患者男,34 岁,汉族。因持续发热 5 个多月,腹泻 3 个多月,胸部 X 光检查双肺中上结核(Ⅲ型),于 2005 年 10 月 17 日以肺结核收住入广元市 410 医院传染科。

查体:体温 38~39℃,恶病质,双侧颈部淋巴结肿大,双侧腹股沟淋巴结肿大,面部颈部皮肤黑色结节、斑块隆起。

CT 检查:双肺中上结核(Ⅲ型),纵隔淋巴结肿大,肝脾大。

实验室检查:WBC + DC 正常,痰检抗酸杆菌(-),广元市疾病预防控制中心 HIV 初筛实验(+),2005 年 11 月 8 日经四川省艾滋病监测中心做艾滋病病毒(HIV)抗体确认试验(蛋白印迹法)HIV-I(+)。

患者系农民工(铁路、建筑业),外出打工近 15 年(先后在甘肃、贵州、重庆等地)。患者自诉在打工期间有性乱史,有时未使用安全套,否认吸毒、供血、受血、手术史。

患者已婚,其爱人为同村农民,在家务农,生育一男孩,11 岁,小学生。

病例讨论如下:

根据患者病史及查体分析,患者男性,外出打工 15 年,此期间有性乱史。恶病质,淋巴结肿大。怀疑患者可能感染 HIV。实验室检测结果显示,HIV 初筛实验阳性,抗体确认实验 HIV-1 阳性,提示该患者可诊断为艾滋病。

WBC + DC 正常,但未检测 $CD4^+$ 的淋巴细胞数量,暂不能确定患者机体的免疫状况。但 CT 检查显示双肺中上结核、纵隔淋巴结肿大,提示患者可能感染结核分枝杆菌,间接说明机体免疫系统已有损伤。

对密切接触者如何检查是否有 HIV 感染?

检查艾滋病多检测 HIV 抗体,该抗体是否可以中和 HIV 的感染活性?如何证明和寻找 HIV 的中和抗体?

仿肿瘤免疫过继治疗,设计一个有可能用于 HIV 感染的免疫过继治疗方案。

选题指导六　肿 瘤 免 疫

肿瘤免疫学检验主要涉及肿瘤免疫学诊断和肿瘤患者免疫功能状态的评估。而目前临床上用于肿瘤免疫学检验项目主要是肿瘤标记物检测,肿瘤标记物检测主要用于肿瘤治疗、预后和复发监测以及肿瘤诊断。

【问题及参考选题】

肿瘤标记物检测应用于肿瘤诊断时应给予关注:目前使用肿瘤标记物多数是肿瘤非特异性标记物,不仅由肿瘤细胞产生,也可以存在肿瘤患者血液和体液中,健康者血液和体液中也会存在一定量肿瘤标记物,这给利用肿瘤标记物对肿瘤进行诊断带来困难。

参考选题如下:

1. 肿瘤标志的参考区间　目前使用肿瘤标记物多数是肿瘤非特异性标记物,不仅由肿瘤细胞产生,也可以存在肿瘤患者血液和体液中,健康者血液和体液中也会存在一定量肿瘤标记物。因此,将肿瘤标记物作为肿瘤诊断指标时,对临床上使用的肿瘤标记物进行生物参考区间评价和诊断性能评价就显得非常重要。严格地讲,不同种族、不同地区和不同人群都应有自己的肿瘤标志的参考区间。

2. 肿瘤标志的联合诊断　肿瘤具有明显的异质性,即虽然是同样类型的肿瘤而肿瘤的性质却相差甚大,肿瘤标志的联合使用是试图找到最适合某一肿瘤患者的标志物用于观察病情变化。但这种联合使用能否用于肿瘤的筛查尚需观察。

3. 肿瘤的早期诊断 肿瘤的早期诊断是指在影像学发现肿瘤之前对肿瘤的发生作出判断。肿瘤生物标志检测是肿瘤早期诊断最有希望的途径,问题是肿瘤生物标志的研究都是基于典型肿瘤或是肿瘤发生的晚期阶段进行的,这样的研究结论是否适合于肿瘤的早期阶段尚需观察证明。

【病例及讨论举例】

某项研究对象为某省肿瘤医院1999年9月至2000年3月的住院患者32例。男17例,女15例;年龄25~70岁,平均年龄53.5岁。经CT或病理等确诊为恶性肿瘤中、晚期,从未进行过放、化疗及免疫和激素等治疗。其中肺癌23例、乳腺癌2例、胃癌4例、肝癌1例、大肠癌2例。患者分别于入院化疗前(0天)、化疗中期(4~6天)、化疗一个周期结束时(18~21天)采血。全部患者均采用常规化疗方案,主要药物为:环磷酰胺、长春地辛、5-氟尿嘧啶、羟喜树碱、顺铂、丝裂霉素C等。两组均采取晨起空腹肘静脉血3ml,分离血清、-20℃保存直至使用。观察指标和测定方法为:IgA、IgG、IgM采用速率散射比浊法测定;白细胞计数检测采用全自动血细胞分析仪进行测定。免疫球蛋白、外周血白细胞化疗前后的变化见表10-1。

表10-1 免疫球蛋白、白细胞化疗前后的变化(Mean ± SD)

指标	前期	中期	后期	P值
IgA(g/L)	2.87 ±0.73	2.73 ±0.89	2.90 ±0.98	>0.05
IgG(g/L)	13.12 ±4.54	11.91 ±5.05	11.81 ±3.12	>0.05
IgM(g/L)	1.53 ±0.64	1.46 ±0.72	1.45 ±0.48	>0.05
WBC(×10⁹/L)	7.76 ±1.95	6.20 ±1.06	4.68 ±0.92	<0.05

问题讨论如下:

免疫系统是人体重要的功能系统,免疫系统异常将引发一系列的临床问题。对免疫系统的研究,尤其是对机体在异常情况下免疫系统功能状态的观察,对解释疾病、治疗疾病有着极其重要的作用。肿瘤化学疗法是采用细胞毒药物攻击肿瘤细胞,但其对正常组织细胞亦有很强的杀伤作用,因此有必要考察有关化疗对免疫系统的影响,以确保用药安全和用药效果。

实验结果能说明什么问题?为什么说肿瘤化疗期间应注意细胞免疫功能的监测?具体设计观察方案。

本实验是群体研究的结果,对化疗个体患者有何指导意义?具体设计观察方案。

个体对化疗的敏感性有很大的差异,化疗对免疫的损伤是否也有个体的差别?具体设计观察方案。

选题指导七 移植免疫

随着免疫抑制药物和移植技术的不断发展,器官移植取得了巨大进展,器官移植的存活率明显提高,尤其是肾脏移植。但是,移植排斥反应仍然是困扰临床器官移植的重要问题。

移植器官能否能在受者体内正常存活取决于供、受体之间组织相容性程度,相容性程度越高,器官长期存活的概率愈大,因此正确地进行 HLA 配型、交叉配合来选择供者对提高移植器官的存活率极为重要。移植后往往要进行免疫抑制疗法以降低其免疫反应性,因此要对受者进行免疫抑制药物的血药浓度的监测,以防止移植排斥反应并减轻药物的毒副作用。

【问题及参考选题】

器官移植的供者和受者如能将重要的 HLA 基因座的等位基因匹配将有利于移植器官长期存活,或减少术后的免疫抑制剂的用量。问题是即使供者和受者上述重要的 HLA 基因座的等位基因完全匹配,还有其他的 HLA 基因座的等位基因未匹配,并不能因此完全避免排斥反应。

参考选题如下:

1. 组织器官移植配型的新的生物学标志　值得注意的是不同器官、不同部位、不同个体 HLA 抗原在排斥反应中所起的作用都不一样,更多的具体问题还需要在临床实践中观察和总结。

2. 组织器官移植配型的次优选择　组织配型的前提条件是应该有足够容量的器官库,目前,除"骨髓库"外,还没有类似的器官库,由此而产生的问题是经常需要根据移植器官来选择患者(受者),组织配型是一个重要的选择条件,在这种情况很难做到最优选择,于是,什么是次优选择也是要研究的问题。

3. 移植后排斥反应发生预警　排斥反应的判断主要依靠症状和体征、移植物功能状态及实验室检测等综合指标。超急排斥很容易诊断,急性排斥和 GVHR 的临床表现较明显而慢性排斥多无典型临床表现,移植器官的功能测定多需做大量的生化测定和血液学指标。移植后对受者进行免疫监测,有助于排斥反应的早期诊断,以便及时采取措施,防止排斥反应的发生和发展。

【病例及讨论举例】

患者女,39 岁。主诉:尿检、肾功异常 6 年,加重半年。2001 年 5 月无明显诱因出现头晕,腰酸痛,在当地医院就诊,查尿常规提示尿蛋白(+ +),肾功异常(肌酐 130μmol/L 左右),给予对症治疗(具体不详),症状缓解。此后病情平稳。监测肾功肌酐逐步上升,2006 年 9 月为 200μmol/L,11 月再次出现头晕,伴恶心、呕吐,测肌酐达 700μmol/L,就诊于某医院,诊断"慢性肾功能不全 – 尿毒症期",行左前臂内瘘术,术后内瘘栓塞。拟行肾移植术,但因无合适供体,回当地医院继续治疗。2007-5-15 复查肌酐 1400μmol/L,为行肾移植术,就诊某院,门诊以"慢性肾功能不全 – 尿毒症期"收入科。病程中精神、饮食一般。24 小时尿量 1400ml 左右,大便正常,体重无明显变化。婚育史:患者 23 岁已婚,生有 2 子 3 女,流产 1 次。

查体:体温 36.6℃,脉搏 80 次/分,呼吸 18 次/分,血压 150/100mmHg。发育正常,营养中等,神志清楚,精神欠佳,慢性病容,贫血貌,全身皮肤、黏膜无黄染,全身浅表淋巴结未触及肿大。颈静脉无怒张,颈动脉无异常搏动,未扪及包块,甲状腺不肿大,气管居中,颈软无抵抗。胸廓对称无畸形,无局限性隆起,双侧乳房对称,未扪及肿块。胸壁未见静脉曲张,胸式呼吸存在,节律规整,叩诊呈清音,肺肝界位于右锁骨中线第 5 肋间,双肺呼吸音清,未闻及干湿性啰音及胸膜摩擦音。心前区无隆起,心尖搏动不明显,未见异常搏动,心界不大,心率 80 次/分,律齐,各瓣膜听诊区未闻及病理性杂音,无心包摩擦音。腹平坦,腹肌软,全腹无压痛及反跳痛,未扪及包块,肝脾肋缘下未触及。肝脾及双肾区无叩击痛,移动性浊音阴性,肠鸣音正常,3～5次/分。生理反射存在,病理反射未引出。专科检查:双侧肋脊角未见异常隆起,皮肤无红肿,双肾区平坦,未触及包块,双侧肋脊点无明显压痛,双肾区无叩击痛,未闻及血管杂音。双侧输尿管行径无压痛点,耻骨上区无膨隆及压痛,膀胱叩诊空虚。

实验室检查:血常规:WBC 4.42×10⁹/L,NEU% 68.5%,RBC 2.37×10¹²/L,Hb 60g/L,HCT 0.193,PLT 132×10⁹/L;血型:B型;血生化:BUN 25.4mmol/L,Cr 975μmol/L,GLU 4.7mmol/L,K⁺ 3.51mmol/L,Ca²⁺ 2.13mmol/L,TG 1.35mmol/L,Tco 221.1mmol/L;肝功能转氨酶、胆红素结果正常;ALB 39.8g/L;自身抗体阴性;凝血四项基本正常;乙肝、丙肝、梅毒、艾滋病及结核相关检查均阴性;肿瘤标记物检查未见异常;尿常规:尿蛋白(＋＋),尿白细胞(＋),尿隐血(＋＋)。群体反应抗体(PRA)40%。HLA分型:A 2,24(9);B 46,62(15);DR 4,12(5)。

病例讨论如下:

病人的诊断是肾衰竭。可进行肾移植手术。

患者出现高群体反应抗体(抗HLA抗体,PRA)的可能原因有哪些? 高PRA患者的器官移植存在哪些危害? 患者高PRA,能否进行移植配型? 若能,临床配型时应严格注意哪些问题? 设计实验予以证明。

采用什么方法监测肾移植术后的排斥反应? 如何确定机体不产生排异反应同时又能避免感染发生的最佳状态?

附:科学研究基本过程

科学研究的过程是人类认识世界的过程,即由感性认识到理性认识的过程,感性认识的基础是实践,理性认识的基础是科学的世界观。

在临床实践中存在大量的不稳定的现象,基于对这些现象的感受可能会形成经验,但经验并不一定是正确的认识,要从这些经验中获得正确的理性认识必须通过实验证明经验(假设)的正确性,进而正确地描述现象的规律性和产生现象的机制,形成逻辑严谨、可以在给定条件下稳定重复的知识体系。

科学研究的基本步骤包括:

(一)提出问题

问题应来源于实践,进而出于实践的需要或好奇心对问题中所涉及现象的规律进行猜想和假设。实验诊断的优势在于:诊断结果客观、量化、早期(能在临床症状出现之前做出诊断)并能阐述发病机制。但目前检验医学的发展还没达到上述的理想状态,有许多问题亟待解决,还有许多需要进行科学研究的问题,参考选题如下:

1. 提高方法本身性能的选题　新型免疫学方法主要是在经典免疫学方法基础上有针对性地加以改进而建立和发展起来的,其主要包括以下几方面的内容:

(1)用提高试验灵敏性的方法代替经典的方法:目前灵敏的免疫学检测方法仍不能满足临床实际的需要,因此,用提高试验灵敏性的方法仍是促进免疫学检测技术进步的主要动力。但应注意,提高灵敏性不能以降低特异性为代价,否则没有意义。

(2)用简易的方法取代复杂的方法:简易的方法主要是指适用于非专业人员操作的试验方法,为患者自行检查提供帮助。这要求反应结果可靠、易观察,试剂保存简便,时间长,而且无毒、无腐蚀作用。目前提倡人人享有医疗保健,远程医疗服务,这项技术有很大的作用,特别是免疫学技术在这方面显示了较大的优势。

（3）用提高试验稳定性的方法代替经典的方法：现代实验质控概念主张主要通过提高实验本身的稳定性，去掉不稳定因素，来提高质控水平。这是一个质控观念上的革命，即把高质量的获得放在实验的本身上，而不是放在操作者上，此为新技术的开发提供了一个新的思路和领域。微量加样器就是这种质控观念下的典型产品。一般而论免疫学试验的稳定性（重复性）不及化学分析等其他方法，所以提高实验的稳定性，对免疫学实验有着十分重要的意义，其实现主要途径是机械化操作。

2. 新指标、新方法的研究　建立新指标、新方法的目的是提高诊断效果，无论评价新指标还是新方法都应以临床实验诊断效果为基点进行评价和比较。

（二）文献综述

文献综述的目的是了解前人对提出的问题的已有认识或认识水平，很多情况是前人对提出的问题已有较为系统和深入的认识，因此查阅文献也是一种学习。经过查阅文献证明所提出的问题没有解决或只有部分解决，那么可以认为该问题具有一定的新颖性，可以作为科研课题。

（三）实验设计

实验设计就是证明假设或提出解决问题的方案。实验设计是科学研究的核心步骤，也是 PBL 教学的重点内容。实验设计应该有明确的实验观察指标，用指标阐述事实，如评估机体免疫水平应考虑采用以下指标：

1. 体液免疫和细胞免疫

（1）体液免疫：各类免疫球蛋白可以反映体液免疫的水平。

（2）细胞免疫：淋巴细胞亚群计数，CD4/CD8 等；与细胞免疫关系密切的细胞因子，如 IL-2、IL-12 和 IFN-γ 等。

2. 特异免疫和非特异免疫

（1）特异性免疫：各类特异抗体。

（2）非特异免疫：血常规，淋巴细胞计数，补体等。

3. 生理性免疫和病理性免疫

（1）生理性免疫：主要指对外来异物，特别是针对各类微生物感染的免疫学指标。

（2）病理性免疫：主要指自身抗体，如 ANA、RF 等和 IgE 类抗体。

4. 静态免疫指标和激发态免疫指标

（1）静态免疫指标：指机体免疫系统在未受到明确的强抗原刺激的条件下所测得的指标，如血清总 IgG、IgM 和 IgA 等。

（2）激发态免疫指标：指机体免疫系统在受到明确的强抗原刺激的条件下所测得的指标。一般先用抗原激发机体测得。人体试验可用狂犬疫苗反应、乙肝疫苗反应、感染抗体等代表。

5. 现代与经典指标　多采用经过一段时间检验的现代免疫指标，避免选用已经淘汰的免疫指标。

6. 国家推荐指标和自选指标　尽量选用国家推荐的指标（有国家指导标准），适当采用自选指标。

实验设计还包括对实验结果的评价方法和判断标准,要注意的是评价方法和判断标准不能在获取实验结果后根据实验结果有目的地制定。如对某一实验指标的诊断效能进行评价,可采用表10-2的设计。

表10-2 评价一个试验真实性的资料归纳表

试验	有病(真阳性)组	无病(真阴性)组	合计
阳性	A	B	A + B
阴性	C	D	C + D
总数	A + C	B + D	A + B + C + D

获得数据 A、B、C、D,用下列公式计算:

$$灵敏度(真阳性率) = \frac{A}{A + C} \times 100\%$$

$$特异度(真阴性率) = \frac{D}{B + D} \times 100\%$$

$$\frac{A}{A + C} + \frac{D}{B + D} - 1 = Y$$

试中 Y 为约登指数(Youden's index),理想的约登指数为1,其越大诊断效能越高。表中数据(四格表)做 χ^2 检验有统计学显著差异说明实验有意义。在此基础上 Y > 0.7 认为有实用价值,Y > 0.8 为中效实验,Y > 0.9 为高效实验。在此基础上进一步计算预示值:

$$阳性预示值 = \frac{A}{A + B} \times 100\%$$

$$阴性预示值 = \frac{D}{C + D} \times 100\%$$

阳性预示值 > 0.9 认为有确诊意义;阴性预示值 > 0.9 认为有排除诊断意义,预示值 < 0.7 无实际意义。

(四)撰写论文

学术论文的撰写有比较固定的格式,基本要求如下:

1. 题目 应重点突出,应涵盖实验目的、实验对象和实验方法。

2. 署名 一般实验的主要实施者和执笔者为第一作者;实验的设计者(指导者)可为通讯作者。对论文无学术贡献的不能成为论文作者,对论文提供非学术性帮助的可以在论文结尾处进行致谢。

3. 摘要 摘要是论文的高度概括、凝练,应具有独立性和自含性,即不阅读全文就能获得必要的信息。

4. 关键词 关键词是为了便于作文献索引、检索和阅读而选取的能反映文章主题概念的词或词组,一般每篇论文选取 2 ~ 5 个关键词。关键词应尽量采用标准词。一般从美国国立医学图书馆编印的 Medical Subject Headings(MeSH)中选取,其中文译名可参照中国医学科学院信息研究所编译的《医学主题词注释字顺表》。中医药关键词应从中国中医研究院中医药信息研究所编写的《中医药主题词表》中选取。未被词表收录的词(自由词)必要时也可以作为关键词使用,但要注意首标词应反映全文最主要的内容并在文中有详细的定义。

5. 前言　简要介绍研究的背景资料和问题的提出,说明实验目的。应重点阐述本实验的新颖性,应引用必要的参考文献。

6. 材料与方法　具体说明实验所用的材料和方法,其详细程度应使读者按照说明可以进行实验,即具有可操作性。

7. 结果　客观地表述实验出现的结果,不加主观评述,让读者独立分析判断,得出结论。

8. 讨论　针对实验结果进行有关的分析,阐述和论证自己的观点或结论。

9. 参考文献　将文中引用的参考文献具体列出作者,题目及出处。列出参考文献的目的,主要是说明研究所借鉴的科学依据的出处,以供读者查阅参考;减少对前人文献的复述,以节省篇幅;同时,也是对他人成果和著作权的尊重,因此,应以严肃的科学态度对待。

（刘　辉）

第十一单元
临床免疫实验室见习

近年来,随着临床免疫学检验技术和分析仪器的迅速发展,相继出现了自动化免疫浊度分析仪、自动化化学发光免疫分析仪、自动化酶联免疫分析仪、流式细胞分析仪等不同用途、多种型号、智能化程度较高的临床免疫检测仪器,逐步取代了许多手工操作过程,不仅极大地提高了临床免疫检验结果的准确性和可靠性,拓宽了临床免疫学检验的临床应用范围,而且大大加快了检测速度、缩短了检测时间、降低了技术人员的劳动强度,甚至改变了临床免疫学检验的传统工作模式,有力地推动了临床免疫学检验学科的进步。

目前,各类自动化免疫检测分析系统已在国内大中型医疗机构甚至基层医院的临床免疫实验室广泛使用。因此,医学检验技术专业学生在熟练掌握临床免疫学检验基础理论和基本技能的基础上,有必要到临床免疫实验室见习。采用现场参观、操作示范、参与部分实验等方法,使学生初步了解临床免疫实验室的功能布局、技术设备、检验项目、工作流程及工作模式。针对具体的免疫分析技术平台,学生通过撰写见习报告,复习免疫学检测技术的基本理论,掌握仪器的结构与性能、工作原理、操作流程、质量控制、日常维护和检测影响因素等内容。通过临床免疫实验室见习,达到弥补理论和基础实验教学的不足,帮助学生把握学习重点,增加对未来工作的感性认识,调动学生学习的积极性和主动性,提高理论和实验课程教学效果的目的。

临床见习一　免疫浊度分析系统

免疫浊度分析属一种液相沉淀实验,其测定的基本原理是:可溶性抗原与其抗体在特殊的缓冲溶液中特异结合,形成小分子免疫复合物(<19S),两者在比例合适和增浊剂的作用下,可快速形成一定大小的免疫复合物微粒(>19S),致反应体系出现浊度。当反应液中保持抗体过量时,形成的免疫复合物随抗原量的增加而增加,反应体系的浊度亦随之增加,即待测抗原量与反应体系的浊度呈正相关。用系列已知浓度的抗原标准品做剂量-反应曲线,可计算出待测物的含量。免疫浊度测定法按仪器的光学检测器位置和所检测光信号的性质不同,可以分为免疫透射比浊法和免疫散射比浊法,即比浊测定和散射比浊测定。20 世纪70 年代出现了微量免疫沉淀测定法,即胶乳增强免疫透射比浊法(PETIA)和速率免疫散射浊度测定法(rate nephelometry)。目前,这两种分析技术已常规用于体液中微量蛋白质的临床定量检测,并已有多种型号的自动化分析仪器。本实验以速率免疫散射比浊法(IMMAGE 800 免疫化学分析系统)为例进行说明。

【见习要点】

掌握该系统的操作技术流程及其质量控制;熟悉速率免疫散射比浊分析系统的基本原理;了解免疫比浊分析方法的种类。

【基本原理】

免疫散射比浊法是指沿水平轴向反应液照射一定波长的光,当光线通过反应体系时,由于抗原抗体反应形成的免疫复合物微粒子对光产生折射、反射及透射,使水平方向的光发生偏转,产生散射光。在免疫浊度测定中,可溶性抗原和抗体反应生成的免疫复合物颗粒由小变大,其粒径大小随抗原抗体的比例、浓度和分子大小而变化,导致散射光角度的改变,光线偏转的角度对于反应液中抗原抗体复合物颗粒是特异的,通常采用适当的角度测量散射光强度。一般分析仪器采用不同波长光源的两套光路,分别在90°和180°散射角检测小、中和大分子物质。

速率散射比浊法由 Sternberg 于 1977 年首先用于免疫化学测定,是一种抗原抗体结合反应的动态测定方法。所谓速率是指在单位时间内,抗原抗体反应形成免疫复合物的速度。速率免疫散射比浊法是在抗原抗体反应速度最快的时间段内,测定单位时间内形成的免疫复合物所致散射光强度的最大变化值,即所谓的速率峰。当抗体量大于抗原量时,该峰值大小与抗原浓度呈正相关,用已知浓度的被测抗原标准品制作剂量-反应曲线,仪器通过配置的计算机将速率峰值转化为所测抗原的终浓度。

速率散射比浊法使体液特定蛋白的测定更加准确和快速,是免疫化学分析的一项革命,已成为临床免疫学诊断的重要应用技术之一。

【见习内容】

(一)自动化免疫浊度分析系统简介

1. 系统组成　自动化免疫浊度分析系统主要应用于血液、尿液等体液中某些特定微量蛋白质的定量测定,故通常称为特定蛋白分析仪。该系统包括:

(1)自动化免疫比浊仪:①样品处理系统:包括样品舱、样本架(转动盘)、条码识别模块、加样系统等,负责样品、标准品、质控品的识别、传输与加注。②试剂装载系统:包括试剂舱(转动盘)、条码识别模块、试剂加注系统和温度控制模块等,负责反应试剂的识别、传输、加注与混合、冷藏保存。③孵育比浊系统:包括反应杯(架)、机械传动系统、孵育室、温度控制模块、光源、光路和信号检测模块等,提供抗原抗体反应所需的恒温条件,实现不同角度检测免疫复合物所致的光强度值。④反应杯清洗系统:包括反应液(清洗液)吸取/加注模块、液路系统、外联清洗液和废液的容器(桶)等,完成反应杯的清洗。

(2)计算机管理和信息系统:包括计算机、打印机等硬件设备以及管理控制软件。硬件系统完成显示、数据计算与储存、结果打印等功能;软件系统用于支持人机对话、工作程序设置、数据处理、结果传输及查询等功能。使用 LIS 系统的实验室,可不配置打印机,实验数据通过仪器数据传输接口直接传入 LIS 系统数据库。

2. 主要性能参数　该系统采用双光路设计,保障了散射法和透射法的组合应用;应用乳胶颗粒包被技术提高了检测灵敏度;选用近红外波长可有效排除生物活性物质的非特异性干扰。仪器试剂舱设有 24 个试剂位,样本舱最多可同时装载 72 个样本,检测速度达 180 个测试/小时。

3. 临床适用范围　自动化免疫浊度分析系统临床常用于血液、尿液、脑脊液中特异抗体、激素、肿瘤标志物等微量蛋白质的定量测定。该系统保留了上一代产品原有的速率散射比浊法,增加了近红外速率透射比浊分析法,进一步扩大了临床检测范围,提高了检测结果的准确性和敏感度。临床常用的检验项目组合如下:

（1）自身免疫性疾病：免疫球蛋白 A（IgA）、免疫球蛋白 G（IgG）、免疫球蛋白 M（IgM）、补体 C3（C3）、补体 C4（C4）、κ 轻链（KAP）、λ 轻链（LAM）、C-反应蛋白（CRP）、触珠蛋白（HP）、备解素 B 因子（PFB）、类风湿因子（RF）。

（2）免疫功能障碍评估：免疫球蛋白 A（IgA）、免疫球蛋白 E（IgE）、免疫球蛋白 G（IgG）、免疫球蛋白 M（IgM）、IgG_1 亚型、IgG_2 亚型、IgG_3 亚型、IgG_4 亚型、κ 轻链（KAP）、λ 轻链（LAM）、补体 C3（C3）、补体 C4（C4）、C-反应蛋白（CRP）、超敏 CRP（CRPH）。

（3）类风湿关节炎：类风湿因子（RF）、C-反应蛋白（CRP）、抗链球菌溶血素"O"（ASO）、抗脱氧核糖核酸酶（ADNase-B）。

（4）炎症状态监测：白蛋白（ALB）、α-酸性糖蛋白（AAG）、抗胰蛋白酶（AAT）、铜蓝蛋白（CER）、C-反应蛋白（CRP）、触珠蛋白（HP）。

（5）肾功能监测：尿微量白蛋白（MA）、尿免疫球蛋白（IgU）、尿转铁蛋白（TRU）、α_1-微球蛋白（A_1M）、α_2-巨球蛋白（A_2G）、β_2-微球蛋白（β_2-MG）。

（6）肝脏疾病：抗胰蛋白酶（AAT）、抗凝血酶Ⅲ（AT3）、铜蓝蛋白（CER）、补体 C3（C3）、补体 C4（C4）、免疫球蛋白 A（IgA）、免疫球蛋白 M（IgM）、尿转铁蛋白（TRU）。

（二）标本处理及要求

免疫浊度分析系统主要检测的临床标本是血清和尿液。

1. 血清标本准备　常规静脉采血约 2ml，不抗凝，置普通试管中或采用含分离胶的真空采血管。室温（15～25℃）下可保存 48 小时，普通冰箱中（2～8℃）保存 7 天。如需较长时间保存，应将血清存放于 −20℃ 冷冻。为避免标本中水分挥发导致的血清浓缩，对保存时间超过 1 天的标本均需加塞密闭或覆盖湿巾。

注意：随着标本放置时间的延长，C3 转变成 C3c 的量增多，结果会比新鲜血清增高，甚至可增高达 30%。

2. 尿标本处理　可采集随机尿液或定时尿液作检测标本，测定前尿液标本必须离心，但不必稀释。2～8℃ 可保存一周，冰冻可保存一月，相关注意事项同上。

（三）操作流程

主要操作技术流程如图 11-1 所示。

随着免疫化学分析系统的发展，出现了不同检测原理、不同分析用途的各种自动化免疫分析仪，虽然仪器的自动化、智能化程度越来越高，但不同检测原理的自动化免疫分析仪的操作技术流程基本相同。本节以自动化免疫浊度分析仪的操作技术流程图为例，其他自动化免疫分析仪的操作流程均可以此为参考。

1. 开/关机程序

（1）日常开机：①依次打开打印机、显示器、电脑开关。②确认 UPS 在开机状态后，打开仪器主机电源。③关闭试剂和样品转盘盖板；显示检查稀释区段状态注意事项时，选择【OK】；温度警告注意事项显示时，选择【OK】。④仪器自动把试剂舱和反应杯调到适当的温度范围，预温完成后，仪器转入 Standby 状态。

（2）日常关机：①仪器处于 Standby 状态下，点击【Utilities】功能模块，选中【Shutdown】按钮；②等待屏幕出现 Shutdown completed 信息时，依次关闭仪器、管理控制电脑、显示器或打印机电源。

注:仪器可 24 小时处于待机状态,不必每日开关机。

2. 参数设置

(1)项目设置:①主菜单下点击【Setup】,插入软驱项目安装盘,安装测试项目(一般在装机时由工程师完成);②从【Setup】设置界面,选择 <1 >进入【Chemistry Configuration】界面定义分析项目位置,按 F1,显示仪器所有项目名称,点击所需项目名称前的数字即可定义该项目;③将光标移至所选项目的位置,按 F5 或 F6,可进行项目位置的插入和删除,项目菜单最多可包含 72 个检测项目。

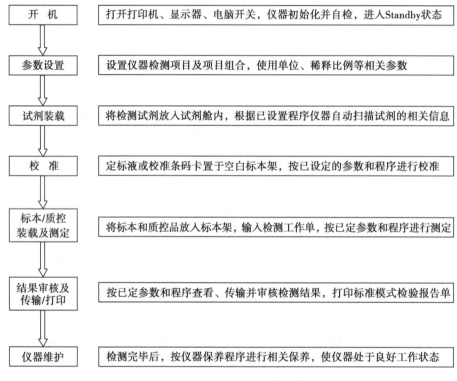

开　机	打开打印机、显示器、电脑开关,仪器初始化并自检,进入Standby状态
参数设置	设置仪器检测项目及项目组合,使用单位、稀释比例等相关参数
试剂装载	将检测试剂放入试剂舱内,根据已设置程序仪器自动扫描试剂的相关信息
校　准	定标液或校准条码卡置于空白标本架,按已设定的参数和程序进行校准
标本/质控装载及测定	将标本和质控品放入标本架,输入检测工作单,按已定参数和程序进行测定
结果审核及传输/打印	按已定参数和程序查看、传输并审核检测结果,打印标准模式检验报告单
仪器维护	检测完毕后,按仪器保养程序进行相关保养,使仪器处于良好工作状态

图 11-1　免疫浊度分析系统基本操作技术流程图

(2)项目组合设置:①从主菜单的【Setup】进入系统设置界面,在【Panels】栏中选择定义的位置,按 F1 确认或按 F2 删除组合;②在 Panel name 处输入自定义组合名称,选择所需的检测项目组合(其余设置均为仪器默认),保存,按 F10 或【Next Panel】进入下一个检测项目组合的编辑;③按 F2 返回组合列表,查看所有已定义的项目组合。

(3)单位设置:①主菜单下按【Setup】进入 Units/Non-Standard Dilutions 界面,选择实验项目及标本种类,仪器显示该项目的预设单位。②按选定项目旁的 <▼>选择合适的单位。如所需单位不在默认单位中,会出现单位转换对话框,输入转换因子,所需单位为转换因子乘以默认单位,按【OK】键确认。

3. 试剂装载

(1)将反应试剂瓶放在试剂架上,确保试剂瓶正确卡入试剂盘槽内。

(2)在主菜单点击【Rgts/Cal】进入试剂装载界面,选择 F1,按下【OK】键,仪器开始扫描试剂条码,扫描完毕后自动显示试剂状态信息(剩余体积、测试数)。

(3)在主菜单按下【Rgts/Cal】进入试剂装载界面,选择 F3,通过 <▼>选定已定义缓冲液和稀释液相应的放置位置,点击【OK】并在试剂舱栏输入缓冲液类型及批号,在标本舱栏输入稀释液类型及批号。再按【OK】,仪器自动检测并显示"% Remaining"(所余液量%)。

(4)打开管路连接的冲洗液瓶盖(已用完),将蓝色(冲洗液)管插入新的冲洗液瓶中,拧紧瓶盖(管口应触及瓶底);将橙色(空气)管插入新换冲洗液瓶的盖中,但不能接触到冲洗液面。

(5)仪器处于 Standby 状态下,选择【Status】界面,选择所要置换的稀释块位置,取出并置换新的稀释块。

4. 校准

(1)将试剂或校准条形码卡片置于空白标本架并转移至标本盘中,在【Rgts/Cal】界面点击 F8 或【Read Cards】,根据对话框提示,按【OK】完成读卡。

(2)在【Rgts/Cal】界面选中【Read Reagent】,仪器扫描试剂,完成后显示试剂信息,在"POS"位置按数字选定需校准的项目(位置号变蓝),点击【Request Cal】,输入定标液架号及位置,在下拉菜单中(向下箭头)选择定标液批号并按 F9 保存。

(3)点击 F6 或【Cal ldlist】,观察定标液放置位置,放入定标液,返回主菜单,点击【RUN】,仪器按已定程序执行校准。

(4)校准完成后,进入试剂项目的【Cal Status】栏,查看是否校准成功,若显示 Uncalibrated,分析校准失败原因,重新校准。

5. 标本装载及测定

(1)将盛有标本的原始试管或加注样品的微量杯放置在标本架上。

(2)打开标本舱盖,按仪器前壁的按钮旋转标本盘,按顺序将标本架安放在标本盘上(从1号位开始),关闭标本舱盖。

(3)单个标本编程:①从主菜单进入【Samples】界面,在 Rack 栏输入标本架号,在 Pos 栏输入位置号,在 Sample ID 输入标本编号,在 Sample Type 栏选择标本类型。②在 Panel 中输入项目组合号或直接点击选择检测项目,按 F10 保存并进入下一标本编程,或返回主界面。

(4)批量标本编程(多个标本的检测项目相同):①进入【Sample】屏幕,在 Panel 中输入项目组合号和(或)选定检测项目。②点击 F4 或【Program Batch】,在 Racks 栏中输入所用架号(可单个架号,如 7 或输多个架号,如 7~10),在 No of samples in batch 处输入样本个数,选中【OK】,依次输入样本号,按 F10 或【End Batch】结束并保存,返回主界面。

(5)主菜单中点击【Run】,仪器开始运行测定程序,并自动传输结果。

6. 结果查询

(1)从主菜单点击【Results】,进入【Recall Results】界面。

(2)在查询界面输入 Sample ID 或输入"Range"(样本起始号~终止号)、样本所置架号或起始日期~终止日期等结果查询条件(Result Source 可默认为 Computer)。

(3)点击【Display Results】,显示选定的查询结果。

7. 结果报告　如果在 Host Communication 设置中启用了自动发送功能,样本测定结果通过仪器的数据传输功能自动传送到 LIS 系统,或在【Recall Results】界面,点击 F8 或【Print Report】,直接打印检测报告。所有检测结果在发出报告前,需结合临床资料及有关检查结果逐一审核,必要时应与临床联系。

（四）质量控制

设备有质量控制程序,应注意及时查看质控信息。

1. 运行质控程序

（1）在主菜单下,点击【QC】进入质控界面。

（2）在质控品名称栏中选择数字编辑,输入质控品名称、批号。

（3）选择标本类型和质控项目,储存所定义的质控,仪器自动生成 QC 文件代号。

（4）输入质控项目的平均值和标准差,开始运行质控。

2. 质控信息查看和打印　在主菜单下点击【QC】进入质控界面。按 F1,查看质控品定义内容;按 F5、F6 或 F7,查看相应的质控品及质控项目信息;按 F8 备份质控数据;按 F10 打印质控数据。

（五）影响因素

免疫浊度分析系统的主要影响因素如下:

1. 标本　标本混浊、脂浊（餐后采血时发生）、长期保存或反复冻融、血清分离不当等,均会导致反应体系的浊度假性升高,因此,标本要求新鲜,且充分离心分离的血清。必要时稀释后测定。

2. 抗体　抗体质量对免疫比浊测定的影响较大,要求高特异性、高效价、高亲和力的抗体。如果试剂采用的抗体效价过低、含有交叉反应性抗体、增浊剂 PEG6000（聚乙二醇）浓度过高、抗血清灭活处理或被污染均会导致反应体系浊度的假性增加。

3. 抗原抗体比例　抗原抗体比例是免疫浊度分析的关键因素,只有在两者比例合适时,才能有效形成较大的免疫复合物颗粒,否则形成的复合物颗粒过小使反应体系浊度降低,导致测定结果比实际结果偏低。

4. 反应条件　反应液的 pH 值为 6.5～8.5 时抗原抗体亲和力大,否则不易形成免疫复合物;pH 值太高或太低均会引起蛋白质变性,从而导致浊度假性升高。同时,电解质的性质和强度也会影响复合物的形成和稳定性,离子强度过高可引起蛋白质盐析,导致浊度假性升高,高强度的负离子可加快免疫复合物的形成,低强度的负离子则减慢免疫复合物的形成。临床常用磷酸盐缓冲液。

5. 入射光波长　入射光波长影响免疫比浊法的敏感度,故波长的选择非常重要。

6. 校准与质控　需定期校准曲线或每更换一批试剂后,应重新校准曲线。同时选择合适的质控品,进行室内质控以保证检测结果准确可靠。

（六）设备维护

1. 常规保养　检查试剂、冲洗液和废液瓶的液面,必要时更换。

2. 每日保养　主要内容有:

（1）擦拭样品针和试剂针,清除沉淀物。

（2）在主菜单按【Utilities】,选择【Prime】,输入冲洗次数。点击【OK】开始冲洗,同时检查仪器下部或周围是否有气泡或渗漏。

3. 每周保养　主要内容有:

（1）用新鲜的 10% 次氯酸钠或湿纱布擦洗仪器表面。

（2）用蒸馏水清洗过滤网,晾干后放置。

4. 每月保养　记录测试次数:在主菜单下按【Status】,点击【Instrument Status Monitor】,在保养单上记录测试次数。

5. 按需保养主要内容有　每10 000次测试更换反应杯,每30 000次测试或其他必要情况下清洁/冲洗探针,必要时更换试剂和样品的注射活塞。

【见习报告】

1. 免疫沉淀类实验的发展经历了哪些发展阶段? 现代仪器分析技术如何推动了沉淀类实验在临床的应用?

2. 结合见习实验室的免疫浊度分析系统,叙述免疫浊度分析仪的检测原理。

3. 结合见习实验室的免疫浊度分析系统,简述免疫浊度分析仪的操作流程、影响免疫浊度分析的因素和解决措施。

4. 免疫浊度分析仪常用临床检测项目有哪些? 有何临床意义?

临床见习二　酶免疫分析系统

酶免疫分析是把酶高效催化反应的专一性和抗原抗体反应的特异性相结合的一种免疫检测技术。其检测原理是:利用特定蛋白酶标记的抗原(或抗体),与其相应的抗体(或抗原)发生特异性免疫反应后,加入酶作用底物,底物经酶催化后发生显色反应,实现样品中抗原或抗体的定位、定性或定量测定。酶免疫分析技术利用酶催化底物反应的生物放大作用,提高了抗原抗体反应的检测灵敏度,具有检测灵敏度高、特异性强、结果准确、操作简便、酶标试剂保存时间长等优点。目前,该技术与其他多种生物技术结合,衍生出了不同类型的酶标记分析技术。

酶联免疫吸附试验(ELISA)是目前临床免疫检验最基本、最常用的一种酶免疫分析技术。ELISA的实验步骤包括:固相包被、加样、孵育、洗涤、加底物、再孵育、结果观察或光度值测定等过程,步骤多而复杂,需反复手工操作,劳动强度大,结果影响因素多,制约了ELISA的发展。20世纪80年代末,随着酶标仪和洗板机的出现和广泛应用,ELISA分析过程的自动化程度得到了明显提高。20世纪90年代末,由于自动化和计算机技术的日益发展和完善,多种全自动酶联免疫分析仪器相继问世,并在临床实验室广泛推广应用。根据其处理模式的不同,通常将全自动酶联免疫分析系统分为一体机和分体机两类。根据其所用试剂是否为专用,又可分为试剂"限定"和试剂"开放"两类,本实验以Triturus自动酶联免疫分析仪为例进行说明。

【见习要点】

掌握该仪器的操作技术流程及其质量控制;熟悉ELISA实验原理和酶联免疫分析系统的工作原理;了解酶免疫分析方法的类型和应用范围。

【基本原理】

自动化酶联免疫分析系统是把ELISA实验过程的加样及稀释、酶标板孵育、洗涤、加试剂、再孵育、洗涤、光度值检测、结果打印或传输等通用步骤进行整合,由自动化仪器取代手工操作。整个分析过程由计算机管理软件控制并自动完成,试剂、样品加注的精密度高,有效较低了手工操作带来的偶然误差,提高了ELISA检测结果的准确性。同时,自动化仪器检测速度快,检测时间大大缩短,劳动强度大大减轻,工作效率大大提高,适合大批量临床样本的处理。自动化酶联免疫分析仪是酶免疫分析技术应用的一大进步,已广泛应用于临床免疫实验室固定项目组合的批量快速检测。

【见习内容】

(一)自动酶联免疫分析仪简介

1. 系统组成　目前,全自动酶联免疫分析仪的品牌和型号较多,无论何种自动化酶联免疫分析仪,其基本结构包括以下几部分。

(1)自动化酶联免疫分析工作站:①前处理系统:包括条码识别系统、样本架和试剂架、加样系统等,负责样品、标准品和反应试剂(酶结合物、显色底物、终止液)的识别和加注。②孵育系统:包括孵育室、温度控制模块等,提供抗原抗体反应所需的恒温、恒湿环境。③洗涤系统:包括洗板机、洗涤液舱、液路系统,负责反应液和洗涤液的吸出、加注、振荡等洗涤任务,去除酶联反应后未结合的标记物或其他成分。④装载传递系统:包括移动轨道、传动装置、机械臂、抓手等,负责样品装载、酶标板传递。⑤比色系统:包括光源、光路和光信号检测模块等,负责测定酶催化底物后反应体系的吸光度值。

(2)计算机管理和信息系统:包括计算机、打印机等硬件设备以及管理控制软件。其功能与其他许多自动化分析仪器相同。

2. 临床适用范围　自动化酶联免疫分析仪通常是试剂开放型的酶联免疫实验分析平台,原则上能满足基于 ELISA 实验原理的所有酶联免疫测定。但随着化学发光免疫分析技术的发展,ELISA 的临床检测项目逐渐被取代,其临床应用范围逐渐缩小。目前,自动化酶联免疫分析仪主要应用于血站、输血科、检验科批量分析的临床免疫检验项目的测定。临床常用的检验项目组合如下:

(1)乙型肝炎标志物检测:乙肝表面抗原(HBsAg)、乙肝表面抗体(HBsAb)、乙肝 e 抗原(HBeAg)、乙肝 e 抗体(HBeAb)、乙肝核心抗体(HBcAb)、乙肝核心抗体- IgM(HBcAb- IgM)。

(2)输血前筛查:乙肝表面抗原、丙肝抗体、梅毒抗体、HIV 抗体等。

(二)标本处理及要求

自动化酶联免疫分析仪主要应用于大批量临床标本固定组合项目的检测分析,最常用的临床标本是血清。

1. 标本准备　常规静脉采血 2～3ml,不抗凝,置普通试管中或采用含分离胶的真空采血管。标本室温(15～25℃)放置,待血液凝集后 3000～5000r/min 离心 10 分钟,分离血清备用。

2. 处理要求

(1)患者准备:类地高辛、类甲胎蛋白(AFP)等药物与靶抗原可能存在交叉反应,患者采血前 1 天应停服相关药物。此外,血清中脂类物质过高可能干扰抗原抗体的结合,故患者应当空腹抽血。

(2)标本保存:ELISA 检测宜采用新鲜标本。如不能及时检测,应及时分离血清,室温(15～25℃)下可保存 48 小时,普通冰箱中(2～8℃)可保存 5 天,需较长时间保存应将血清存放于 -20℃,需避免反复冻融。

(3)避免溶血:采血不畅、剧烈振荡、新鲜标本立即置冰箱保存等因素可造成标本溶血。

(4)血清分离:标本采集时可采用含促凝剂的采血管,或标本置 37℃水浴,促进血清分离。

(三)操作流程

主要操作技术流程如下：

1. 开/关机程序

(1)日常开机:先打开仪器主控电源,再启动电脑,点击 Triturus 程序图标,系统初始化。

(2)日常开机:先关闭电脑,再关仪器电源。

2. 参数设置

(1)通用试剂设置:点击【Programming】,选中显示列表中的【Common Reagent】,按照具体检测项目的说明书,编辑或删除稀释液、洗涤液、酶标板、酶结合物、显色底物和终止液等,或编辑洗涤方式。

(2)设置洗涤液:点击【Programming】,在显示列表中依据试剂说明书编辑洗涤液类型;选择相应的稀释液、洗涤液、酶标板、酶结合物、显色底物和终止液等。

(3)编辑工作程序:①点击【Programming】,在显示列表中,输入项目名称,并根据试剂说明书选择相应的稀释液、酶标板、试剂和样品加入方式、洗涤方式及次数等;②选择是否设置空白孔,若需设置空白孔,则输入加样量和复孔数;③编辑具体检测步骤、加样量、孵育时间及比色波长等。定性试验需输入 Cut-off 值计算公式,定量试验则输入标准品各点的浓度值、设置灰区值范围,输入仪器确认结果的条件及外部质控的名称等。

(4)组合项目设置:点击【Programming】,在显示列表中设置组合项目名称、选择需组合的检测项目。

3. 试剂装载　按照对话框提示将试剂、稀释液、阴阳性对照以及加样吸头等放置在仪器的相应位置。

4. 标本装载及启动测定

(1)检查样品无溶血及纤维丝且足够量后,按样品盘上所标识的位置一次放入,置于仪器样本平台,转动样本盘位置并听到"卡"声后,确认样品盘已准确就位。

(2)点击【Run】,在对话框中输入检测样本数、起始样品号,确认样品号无误后,双击【Tests and Profiles Menu】选择相应测定程序,在工作单的相应项目上点击右键,选择所需检测的样品号,单击【Next】进行下一步操作。

(3)根据提示信息,把数量足够的微孔板条安置在微孔板上,将微孔板卡入板架,先使用的板放在最下面,依次叠加(依次最多4块),再将板架放置于托架上。注意微孔板两端、中央压平卡紧,以免因板条不平,洗板时造成划板或局部洗涤不干净。

(4)检查洗涤液是否够量及废液桶容量是否足够。完成后,按下【Next Run】键,软件自动编辑进行时间优化管理,运行检测程序并显示各项目和流程的检测时间。

5. 结果查询　点击【Results】图标,选择项目后,按【Test Information】确认结果,也可根据屏幕显示结果一览表,手工记录结果。

6. 报告　检测结果需结合临床资料及相关检查结果综合分析,并审核,必要时与临床联系。

(四)质量控制

1. 编辑质控程序

(1)主界面点击【QC Control】,进入质控界面,选择【Protocols】功能模块,在列表中点击

【New】或【Edit】选项,出现三个标贴的窗口。

(2)在 Heading 输入质控项目名称和描述;在 External Controls 编辑外部质控的名称,以及最大 CV 值要求;在 Multitudies 窗口使编辑的统计规则应用于外部质控。

2. 运行质控 在工作单上,选择放置质控品的位置,点击鼠标右键,从弹出的清单中选定【外部质控】选项。程序显示构建外部质控窗口,从列表中选定相对应的质控,输入批号和有效期,并执行质控程序。

3. 质控结果分析 质控测定完成后,点击【Test information】测试信息窗口中的【质控键】进入质控结果界面;亦可在【QC Control】栏中 Report 处选择相应质控项目、测定日期和质控图类型,打印结果。

(五)影响因素

酶联免疫分析过程涉及多个检测步骤,影响因素较多,主要影响因素包括:

1. 标本 标本严重溶血、脂血(餐后采血时发生);长期保存或反复冻融,导致抗原抗体变性;凝集不完全所致纤维丝等,均会干扰酶催化反应底物的显色,导致假性结果。因此,要求标本新鲜,且充分离心分离血清。

2. 试剂 试剂使用的抗体质量对酶联免疫检测的影响较大,要求高质量的抗体,不同厂家或不同批次的试剂很难保证质量完全一致。使用自动化酶联免疫分析仪时,为了减少试剂的批间差异,保证结果的可靠性和稳定性,应尽量选择同一厂家、相同批号的试剂。从4℃冰箱取出的试剂应室温放置 20~30 分钟后启用,否则水化层可影响试剂的原始浓度和试剂中溶质浓度的均匀分布。

3. 加样 ELISA 实验过程一般有加注样本、酶标记物、底物、显色液、反应终止液等多个加样步骤,仪器加样系统使用的频率高。为了保证加样的准确性,应定期对加样系统进行维护和校准。同时,血清样品应分离充分,样本总量不低于 1ml,否则容易造成样品空加或采样针堵塞。

4. 钩状效应(HOOK 效应) HOOK 效应是指 ELISA 实验中因被测样本抗原或抗体浓度过高而出现假阴性的带现象。随着 ELISA 一步法的广泛应用,部分临床标本中抗原含量过高,会产生 HOOK 效应,出现假阴性结果,可采用同步稀释法测定,以减少 HOOK 效应的发生。

5. 洗涤 酶标板的洗涤虽不是 ELISA 实验的反应步骤,但是测定误差的主要来源之一。洗涤液中含有 0.05% Tween20,如 Tween20 浓度超过 0.2% 时,可导致固相抗原抗体复合物解吸附而影响 ELISA 实验的检测下限。此外,如每个测试孔洗涤程度不均一,会带来空间差异,影响检测结果的准确性。为此,微孔板拼接时,微孔板条必须放平,确保洗板机所有吸液针一致地插入孔板底部,完全吸尽洗液(液体残留量小于 $2\mu l$),以免影响洗板机操作而造成洗板不彻底。

6. 显色 邻苯二胺(OPD)显色剂见光易变质,应使用前配制,反应过程需避光。四甲基联苯胺(TMB)变肉眼可见蓝色时,不能继续使用,否则影响显色效果。

7. 光密度测定 酶标板读数仪应定期进行保养,校正滤光片。根据显色底物,设置正确比色波长,最好选用双波长测定,一个检测波长,一个参比波长(常用 630nm),以消除微孔板底部划痕、不平、指印或液面高度差异造成的光干扰。

8. 校准与质控 应用 ELISA 进行定量检测时,需定期校准标准曲线或每更换一批试剂后,应重新校准曲线。同时,每批实验均需选择合适的质控品,进行室内质量控制,以保证结果的准确性。

(六)设备维护

1. 常规保养

(1)运行洗板程序,观察洗板针是否全部通畅。

(2)检查样品盘及其下部圆板、试剂盒、清洗针位置,同时检查洗板位及洗板头有无漏液。如发现漏液,应通知技术人员进行维修。

(3)检查试剂架放置加样吸头的小孔内壁是否清洁,污物可用75%乙醇浸泡的棉签擦拭。

(4)每批检测完成后,需冲洗管路,排空废液。观察注射器有无漏水或盐渍,如发现大量漏水应关闭电源,并与维修人员联系。

(5)仪器外部应保持清洁,如有污物可用清水或75%乙醇擦拭。

2. 日保养

(1)检查各种容器及其盖子、连接管道孵育器、洗板头、样品盘及加样平台等有无污染或微生物生长。

(2)用清水浸湿的软布清洁样品盘、加样平台、试剂盖、孵育器、洗板位、洗板头等位置。

(3)传感器保护膜用镜头纸擦拭。加样针用75%乙醇棉球擦拭针头和白色绝缘体。光度仪用75%乙醇棉签清洁叉形物下表面。

(4)关机后,取出收集废弃吸头的水槽,洗净并消毒。

3. 周保养

(1)清洗试剂加样针:①配制1%的次氯酸钠1L;②单独编辑一个加样程序:使用Fix Needle加样,加样量100μl,在Relicates中输入重复次数(3~8次);③用10个试管加入上述次氯酸钠溶液2ml,并用次氯酸钠溶液取代Nacl溶液,置于Priming Solution的溶液瓶中,运行该加样程序,最后换回Nacl溶液瓶,运行【Prime】和【Rinse】。

(2)液体管路消毒:在【Others】菜单中选择【Decontamination】功能键,按下列步骤操作:①在蒸馏水容器位换用装有0.5%次氯酸钠溶液的容器,按【Enter】键继续;②系统将自动用次氯酸钠溶液冲满整个液路管道并保留15分钟;③换回蒸馏水瓶,按【Enter】键继续,系统自动用蒸馏水漂洗液路。

(3)容器消毒:用0.5%次氯酸钠溶液消毒各种容器,并静置30分钟,然后用蒸馏水漂洗、风干。

【见习报告】

1. 酶联免疫吸附试验检测的物质众多,酶联免疫吸附试验亦有不同的类型,不同类型的酶联免疫吸附试验适合哪些不同类型抗原物质的检测?

2. 结合见习实验室的酶联免疫分析系统,叙述自动化酶联免疫分析仪的工作原理及基本构造。

3. 结合见习实验室的酶联免疫分析系统,简述自动化酶联免疫分析仪的操作流程及酶联免疫分析的影响因素。

4. 简述自动化酶联免疫分析仪的保养内容。

临床见习三　化学发光免疫分析系统

化学发光免疫分析(chemiluminescence immunoassay,CLIA)是把抗原抗体反应与发光反应结合起来的一种新型标记免疫分析技术,既具有发光反应的高敏感性,又兼有免疫反应的高特异性。其原理是:利用鲁米诺、吖啶脂、三联吡啶钌等化学发光物质标记抗原或抗体,免疫反应复合物上的化学发光物质经氧化剂、催化剂或电化学反应激发后,形成激发态的中间体,当这种激发态的中间体回到稳定的基态时,即可快速稳定发光,产生的光量子强度与所测抗原(抗体)浓度呈正相关。发光强度可用光信号测量仪器进行检测,根据已知浓度标准品制作的剂量-反应曲线,即可计算出待测物的含量。化学发光反应可在气相、液相或固相反应体系中进行,通常以液相发光检测应用最多。根据发光标记物和反应原理的不同,化学发光可分为直接化学发光免疫分析、化学发光酶免疫分析和电化学发光免疫分析三类。化学发光是在常温下由化学反应所致光子的发射,虽具有荧光特性,但不需要激发光,有效避免了荧光分析中激发光源的杂散光影响。从1977年Halmann建立化学发光测定技术以来,由于该技术具有发光标记物稳定、试剂有效期长、检测灵敏度高、特异性强等特点。此外,化学发光易于自动化检测,临床应用范围广,既可检测不同分子大小的抗原、半抗原或抗体,也可用于核酸探针的检测。目前,化学发光免疫分析已广泛应用于临床标本中蛋白质、激素、肿瘤标志物等成分的高灵敏检测。本实验以电化学发光免疫分析法(Cobas E 601 模块)为例进行说明。

【见习要点】

掌握该仪器的操作技术流程及其质量控制;熟悉化学发光免疫分析的实验原理和电化学发光免疫分析系统的检测原理;了解化学发光免疫分析技术的类型。

【基本原理】

电化学发光免疫分析是以电化学发光剂三联吡啶钌标记抗体(抗原),以三丙胺(TPA)为电子供体,在电场中因电子转移而发生特异性化学反应,包括电化学和化学发光两个过程。在进行电化学发光免疫分析时,反应体系内的待测物与其相应的抗体发生免疫反应,形成磁性微粒包被抗体-待测抗原-三联吡啶钌标记抗体的免疫复合物,反应完成后,复合物进入流动室,同时注入TPA缓冲液。当磁性微粒流经电极表面时,被电极下的电磁铁吸引而留在电极表面,而未结合的标记抗体和游离待测物被缓冲液冲走。同时电极施加电压,启动电化学发光反应,使三联吡啶钌和TPA在电极表面进行电子转移,产生电化学发光,发射一个波长为620nm的光子。发光信号由安装在流动池上方的光信号检测器测量,光强度与待测抗原的浓度呈正比,结合已知浓度被测抗原的标准剂量-反应曲线,光强度信号被仪器配置的计算机自动计算成被测抗原浓度。

电化学发光免疫分析使用的标记物三联吡啶钌在电场中可不断得到TPA提供的电子而持续发光,信号强度高,容易测定与控制;三联吡啶钌直接标记抗原或抗体,结合稳定,不影响标志物的理化特性,本底检测信号极低,检测特异性更高,检测线性范围宽,灵敏度高,可达pg/ml或pmol水平;试剂稳定性好,2～5℃可保存1年以上。因此,电化学发光免疫分析是优点较为集中的完美分析技术,已成为临床免疫学分析重要的定量检测方法,具有良好的发展前景。

【见习内容】

(一)电化学发光免疫分析系统简介

1. 系统组成　Cobas E601 电化学发光免疫分析模块是罗氏公司在 E170 型化学发光免疫分析仪的基础上于 2006 年推出的一款全自动电化学发光免疫分析系统。仪器结构主要包括以下几部分:

(1)核心单元:包括标本进样口、试管架及传输轨道、条码阅读器、试管架旋转器、试管架加载器、试管架卸载器、STAT 室(急诊标本上机位)等,负责常规和急诊标本的装载、传输、卸载。

(2)E601 模块:①试剂区:位于仪器左侧,包括试剂舱(盘)、条码阅读器、试剂瓶盖开/关装置、试剂加注系统及清洗站、磁珠混合器及清洗站等,负责反应试剂(三联吡啶钌标记物、缓冲液)的识别、加注和搅拌。②测量区:包括孵育室(盘)、温度控制模块,提供抗原抗体反应所需的恒温、恒湿环境。荧光信号检测模块负责测定电化学反应后三联吡啶钌发射的特异荧光强度值。样品加注系统负责从取样位支架上的样品管中定量采集和运送样品、校正液或对照液至测定杯中。探针每次抽取过程均使用一次性吸头,防止携带污染,并具有液面和凝块检测装置以确保样品精确的抽取。③耗品区:包括加样吸头盒及升降器、抓手、吸头盒装载平台、废物丢弃袋(区)等,为样品加注系统提供洁净的吸头。④预清洗区:包括清洗夹、四极磁性固定器、预清洗液体管道、清洗液分配器、清洗站、涡流混合站等,负责反应杯的转移,磁珠的抓捕、冲洗、重悬,去除反应后未结合标记物或其他血清成分。⑤附属试剂与清洁液:ProCell 溶液和 CleanCell 溶液等的附属试剂瓶(各有两个),位于模块的前门后面;两瓶预清洗 M 溶液装于前门壁内。

(3)计算机控制单元:包括两台计算机主机、一台触摸显示屏和一台普通显示屏等硬件设备以及管理控制软件。其功能与前述其他自动化免疫分析仪器基本相同。

2. 主要性能参数　该系统采用独特的电化学发光检测原理,检测特异性好、灵敏度高。仪器检测速度为 170 个测试/小时,从样本放入到检测出第一个结果所需时间为 9 分钟、18 分钟或 27 分钟。样本盘可放置 75 个标本,样本架随意选择,可用原始采血标本管直接上机;加样系统采用一次性吸头,有效避免了交叉污染。标本可连续装载而不影响仪器运转。急诊样本可随时插入进行测试。试剂盘可放置 25 种不同的试剂,并带有内置式恒温系统,以利试剂保存,上机后的试剂可有效保存 8 周。仪器配置有全自动二维条码识别系统,标本条码内涵的检测项目信息可自动扫描存储在计算机管理系统,检测数据通过计算机管理系统直接传输到 LIS 数据库。

3. 临床适用范围　E601 电化学发光免疫分析模块是试剂专用型的化学发光免疫分析平台,但试剂能与罗氏 ECL1010、2010、E170 型电化学发光免疫分析仪通用。目前,该系统开发出用于肝炎标志物、心肌损伤标志物等 80 多个临床检测项目。临床常用的检验项目组合如下:

(1)常规项目:肝炎标志物系列、肿瘤标志物系列、甲状腺功能、生殖性激素系列、心肌标志物、贫血功能、骨代谢等项目组合。

(2)特有项目:CA72-4、神经特异性希醇化酶(NSE)、细胞角蛋白 19 可溶性片段(CYFRA21-1)、S100 蛋白、Ⅰ型前胶原氨基末端肽(P1NP)、C-肽(C-P)、β-CROSS、N-末端脑钠肽前体(NT-proBNP)、促肾上腺皮质激素(ACTH)、TORCH 等。

（二）标本处理及要求

自动化电化学发光免疫分析仪主要应用于批量临床标本的定量检测分析，最常用的临床标本是血清。

1. 血清标本准备　常规静脉采血 2～3ml，不抗凝，置普通试管中或采用含分离胶的真空采血管。标本室温放置，待血液凝集后 3000～5000r/min 离心 10 分钟分离血清备用。

2. 标本处理要求　化学发光免疫分析仍以抗原抗体反应为基础，因此标本处理要求与其他免疫分析技术基本相同。化学发光免疫分析临床常用于性激素、胰岛素等小分子激素的定量测定。性激素水平呈现一定规律的日间波动，青春期波动更加明显，为了便于动态比较，最好在早晨固定时间采血。此外，脂血或冷冻溶解后浑浊不清的标本，测试前必须通过离心沉淀分离血清。

（三）操作流程

电化学发光免疫化学系统的基本操作技术流程如下：

1. 开/关机

（1）日常开机：①检查供、排水系统是否正常，打开供水系统电源。②依次打开打印机、显示器、电脑以及仪器左侧电源开关。③输入操作者用户名和密码，进入主界面，仪器自检后待机备用。

（2）日常关机：①仪器处于 Stand by 状态，在【Utility】功能界面选择【Maintenance】，执行关机保养程序。②仪器回到 Stand by 状态，点击【Shut down】执行关机程序，最后依次关闭仪器、供水装置、计算机或打印机电源。

注：该系统可 24 小时处于待机状态，不必每日开关机。

2. 参数设置

（1）应用参数下载：在【Utility】功能界面选择【Application】，点击【Download】，在提示栏中通过项目代码、项目名称、试剂盒编号查找相关项目，按【Search】查找到相关项目后，点击【Download】下载项目参数。

（2）参数修改：在【Utility】功能界面选择【Application】，点击【Analyze】，可修改试剂盖开关模式，点击【Calib】可修改校准重复性设置，点击【Range】可修改检测项目单位。

（3）项目添加及组合设置：在【Utility】功能界面选择【System】，点击【Key Setting】进行项目添加及组合设置。【Key Setting】界面内有血清、尿液、脑脊液、全血四种标本类型选项，每种标本类型包括 Group1、Group2、Group3、Group4、Group5 共计 5 个 Group，每个 Group 中可编辑 32 个检测项目。

1）项目组合设置：在【Key Setting】界面中选择相应的标本类型，点击【Profile Setting】进入项目组合编辑界面，在【Profile Name】界面中点击空白选择栏，在下方 Profile Name 中输入组合项目名称（少于 8 个字母）；在 Test Name 中选择所需项目添加至 Assigned Tests 界面，依次点击【Update】和【OK】保存。点击已添加项目的模块可以进行项目的修改。

2）项目添加设置：在【Key Setting】界面中选择相应的标本类型，在任意五个 Group 中点击空白模块，仪器自动显示所有需要申请的项目，包含组合项目在内，选择所需项目后点击【OK】，依次点击【Update】和【OK】后，该项目即被关联至 Workplace 界面。

组合项目和单个项目的添加和关联可以根据实验目的和临床需求进行自行设计和

修改。

3. 试剂装载

(1)在【Reagent】功能界面点击【Setting】,查看仪器现有试剂状态(剩余情况),打印试剂装载列表。

(2)仪器处于 Stand by 状态,打开试剂舱门按需求装载试剂,选择 F1,按【OK】仪器开始扫描试剂条码,扫描完毕后,在 Setting 界面显示试剂状态信息。

4. 校准

(1)在【Calibration】界面选择【Install】,在 Download 提示栏内选择定标液名称,点击【OK】选择相应的定标液批号,从管理计算机下载定标参数。

(2)在【Calibration】界面点击【Calibrator】,输入放置定标液的标本架编号和位置,再点击【Assign】完成设置。如果使用定标瓶上的条形码,则不需要安排架号,仅需在【System】界面选择应用 barcode 方式。

(3)在【Calibration】界面点击【Status】,选择需要定标的项目和定标方法,按【Save】键保存所编辑信息。

(4)加载定标液,可以选择常规进样口或者急诊进样口进样,按下【Start】键,执行校准程序。

(5)在 Workplace 界面点击【Calib review】,查看项目校准结果,若出现红色为定标失败,点击校准失败的项目,在 Print 界面通过【Calibration Trace】查找校准失败的原因,重新校准。提示校准成功,同时在【Calibration】功能界面下选择【Calibration Result】,查看校准品信号值。

5. 标本装载及测定

(1)加入样品的标准试管(可用原始采血管)或微量杯安放在标本架上。

(2)把标本架放置在标本传输轨道上(从 1 号位开始)。

(3)在屏幕 Workplace 菜单中,点击【Test Selection】选择样本类型:①常规样本在 Sample ID 处输入样本编号,并选择测试项目,单个样本按【Save】直接保存;批量样本按【Repeat】键,输入最后的样本号再保存。②急诊样本选择【Stat】键,输入样本架编号及样本编号,选择测试项目,按【Save】保存测试信息,并把标本放在急诊进样口。

(4)按【Start】键仪器开始运行测定,结果自动传入 LIS 系统。

6. 结果查询

(1)进入 Workplace 菜单,选择【Data Review】。

(2)点击【Search】,在信息栏输入 Sequence No、Sample ID 等样品查询信息,点击【Down】查询检测结果。

7. 结果报告 正常情况下仪器自动将结果传输到 LIS 系统,如传输通讯出现异常,仪器能保存结果但无法完成传输,需要在通讯恢复后,选择未传输的结果,点击【Send To Host】将结果传输至 LIS 系统。所有检测结果必须结合临床资料认真审核。

(四)质量控制

1. 装载质控参数

(1)在【QC】界面点击【Install】,手工模式选择【Add】,填入质控项目名称、样本类型、编码、批号和有效期,按下【OK】键。

（2）点击添加的质控项目及质控品，选择【Edit】，在提示界面输入质控品的靶值及 SD，按下【Update】，从控制计算机装载定标参数。

2. 运行质控程序

（1）在主菜单下，进入【QC】界面。

（2）点击【Control】，选中【Rack Assignment】，选择质控品及位置，点击【Assign】，完成质控品架号设置。

（3）点击【Install】，选择需要的质控品及项目，点击【Activate test】，激活所选项目，激活成功后项目变蓝色。

（4）点击【Status】，选中质控项目并保存，将质控架放置于常规进样单元，不需编辑 Sequence，可直接点击【Start】执行质控检测程序。

3. 质控信息查看　进入【QC】界面，点击【Individual】选择查看项目；点击【Chart】查看 Levy-Jennings 图；点击【Realtime QC】查看当前质控结果数据；点击【Accumulate】查看质控检测结果的历史数据。

（五）影响因素

化学发光免疫分析系统的主要影响因素如下：

1. 标本　标本溶血后红细胞释放的多种酶可能对待测物有破坏作用。脂血标本因脂类物质可影响抗原抗体的结合从而干扰检测结果。ACTH、LH、C-P 等对温度敏感的激素类物质检测标本应在 2～8℃储存，24 小时内完成检测，储存在 -20℃冰箱可稳定 6～12 个月。甲状腺素测定血清 2～8℃可稳定 7 天，-20℃条件下可稳定 6 个月；AFP、CEA、CA-153 等肿瘤标志物测定血清 -20℃可稳定 12 个月，2～8℃保存应在 24 小时内完成检测。

2. 试剂　化学发光免疫分析系统使用专用试剂，不同厂家的试剂不能混用。抗体的质量对化学发光免疫检测的影响较大，即使是同一厂家不同批次的试剂也很难保证抗体质量完全一致。因此，更换试剂批号后，应对检测系统进行重新校准。此外，全自动化学发光免疫分析仪均有恒温的试剂储存舱，但用量较小的试剂长期储存容易变质，影响检测结果，使用后最好取出加盖于 2～8℃冰箱保存。

3. 加样　仪器加样装置长期使用易出现机械磨损，导致样品或试剂的加入量发生系统偏差，为了保证加样量的准确性，应定期对加样系统（样品、试剂）进行维护和校准。标本量过少或血清分离不良，容易造成样品空加或采样针堵塞。

4. 校准与质控　仪器是否处于最佳工作状态，是影响测定结果准确度的重要因素。仪器工作状态可通过室内质量控制结果进行判断。由于各种检测项目的试剂稳定性和检测原理不同，成功定标后的标准曲线有效期差异较大，一般来说夹心法的稳定性好于竞争法。标准曲线过期，如不按时校正，可出现标准曲线漂移，影响化学发光免疫分析结果。在临床操作过程中，应结合标准曲线的有效期或室内质控结果，决定是否需要校正标准曲线。若仪器重要功能单元经过大维修、更换配件或缓冲液等试剂升级后，则必须校正标准曲线。

5. 标本上机时间　检测标本长时间放置于样品舱，由于温度较高可能导致标本因蒸发而浓缩，影响测定结果的准确性。因此，标本上机数量应根据仪器加样速度决定，保证标本在 3 小时内加样完毕。

6. 结果判断　仪器测定结果应结合室内质控值进行检测有效性的判断，若发现某一检测项目质控失控，必须对测定结果进行复查，必要时更换试剂或重新定标。对于一些因偶然因素所致的异常结果,需要实验技术人员根据自己的实践经验进行判断。

(六)设备维护

1. 常规保养　检查样品吸头(盒)、废弃物收集容器、清洗液和废液瓶的液面,必要时添加或更换。

2. 每日保养

(1)擦洗探针:①执行 Utility—Maintenance—Manual Cleaning—Select,选择 E 模块,点击 Execute,先用干净纱布蘸 70% 酒精擦拭,再用干净纱布蘸蒸馏水擦拭,最后用干纱布擦拭,完成后点【Stop】;②执行 Utility—Maintenance—Reset,对仪器进行复位。

(2)擦洗仪器表面:执行 Start—Masking,选择 E 模块—OK—Yes,用 1% 次氯酸钠消毒液擦拭 Mask 状态的仪器表面,完成后解除模块的 Mask 状态。

(3)测试后保养:仪器在 Stand by 状态下,执行 Utility—Maintenance—关机保养,选定 E 模块及测量池,完成后仪器回到 Stand By 状态。

3. 每周保养

(1)清洁清洗站喷嘴:①执行以下程序:Utility—Maintenance—Empty PC/CC Reservoir—选择 E 模块—Execute,吸干小杯里液体后,继续执行 Utility—Maintenance—Manual Cleaning—Select—选择 E 模块—Execute,仪器停止;②将 Sipper 针移到孵育池处,提起喷嘴,取出小杯用蒸馏水浸湿的棉签擦拭;③完成后对仪器复位,并执行 Utility—Maintenance—Reagent Prime 程序,仪器重新灌注;④最后进行关机保养程序,回到 Stand By 状态。

(2)清洁搅拌棒、混匀器、孵育池:①执行 Utility—Maintenance—Manual Cleaning—Select,选择 E 模块,点击【Execute】,仪器停止;②先用 70% 酒精浸湿的干净纱布擦拭,再用蒸馏水纱布擦拭,最后用干纱布擦拭;③完成后点击【Stop】,执行 Utility—Maintenance—Reset 程序,对仪器进行复位。

(3)清洁冲洗站:①执行 Utility—Maintenance—Manual Cleaning—Select,选择 E 模块,点击【Execute】,仪器停止;②用带管的大号注射器吸一定量的 5% 次氯酸钠溶液,将管的一端插入仪器管道,注入次氯酸钠溶液,然后反复注入蒸馏水,重复该步骤 2~5 次;③完成后点击【Stop】,并执行 Utility—Maintenance—Reset 程序,对仪器进行复位。

4. 每季保养　主要清洁水箱、仪器附带冰箱压缩机过滤膜等。

5. 按需保养

(1)在 Stand by 状态下,清洁 Procell M/Cleancell M 试剂瓶的吸管及过滤膜,用 70% 酒精擦拭试剂盘,用 1% 次氯酸钠清洁固体废物部件。

(2)在关机状态下,对固体废物区进行清空并清洁。

(3)两天以内停机:按正常步骤关机,并关闭制水机;开机时执行设定好的保养 Maintenance—POWER ON1;两天到七天停机:执行保养 Maintenance—POWER OFF2,开机执行 Maintenance—POWER ON2;如果超过七天关机,请与厂家工程师联系。

【见习报告】

1. 化学发光免疫分析技术的自动检测仪器发展较快,根据发光标记物的不同可以分为哪几种化学发光免疫分析方法? 各自的优缺点如何?

2. 结合见习实验室的化学发光免疫分析系统,叙述自动化学发光免疫分析仪的工作原理。

3. 结合见习实验室的化学发光免疫分析系统,简述自动化学发光免疫分析仪的操作技术流程及检测影响因素。

4. 电化学发光免疫分析技术有哪些特点?

临床见习四　荧光免疫分析系统

荧光免疫技术(fluoroimmunoassay)是将抗原抗体反应与荧光技术相结合建立的一种免疫标记分析技术。1941 年,美国科学家 Coons 等首次采用异硫氰酸荧光素标记肺炎链球菌抗体,在荧光显微镜下检测组织切片中肺炎链球菌荚膜多糖抗原,开创了免疫标记技术的先河。荧光免疫技术结合了免疫反应的高度特异性和荧光技术的高度敏感性。经典的荧光免疫技术是以荧光素标记抗体对固相标本的靶抗原进行染色,借助荧光显微镜观察特异荧光染色形态,直观地判断是否存在待测抗原,这种技术被称为荧光抗体技术。随着荧光抗体技术的不断完善,检测对象从抗原扩展到抗体、从固相标本扩展到液相可溶性成分,并进一步发展出了荧光免疫分析(fluorescence immunoassay)技术。荧光免疫分析是将抗原抗体与荧光物质发光分析相结合,用荧光检测仪测定抗原抗体复合物中特异的荧光强度,实现对液体标本中微量或超微量物质的定量测定。常用的荧光免疫分析技术包括时间分辨荧光免疫分析技术、荧光偏振免疫分析技术、荧光酶免疫分析技术等。本实验以时间分辨荧光免疫分析技术(Easycuta 1260)为例进行说明。

【见习要点】

掌握该仪器的操作技术流程及其质量控制;熟悉时间分辨荧光免疫分析仪的检测原理;了解荧光免疫分析方法的种类及临床适用范围。

【基本原理】

时间分辨荧光免疫分析(time resolved fluorescence immunoassay,TRFIA)是以镧系元素标记抗原或抗体作为示踪物,并与时间分辨荧光测定技术有机结合,发展起来的一种新型非放射性微量免疫分析技术。镧系元素离子螯合的抗体(或抗原)与待测抗原(或抗体)发生特异免疫反应后,用时间分辨荧光仪测定经解离增强后的反应体系的特异荧光强度,根据待测物标准品的剂量-反应曲线,定量测定待测物的浓度。目前,被用作示踪剂的镧系元素包括:铕(Eu)、铽(Tb)、钐(Sm)、钕(Nd)、镝(Dy)等五种,尤以 Eu^{3+} 最常用。Eu^{3+} 的激发光谱较宽(波长 300 ~350nm),发射光谱较窄(613nm ±10nm),激发光谱和发射光谱间的 Stokes 位移较大,能有效区分激发光和标记物发射的特异荧光。稀土元素作为金属离子,很难直接与抗原或抗体结合,标记时常用含有双功能基团的螯合物,一端与稀土离子连接,另一端与抗原或抗体的自由氨基以共价键结合,形成镧系元素离子螯合的抗体或抗原。免疫反应形成的镧系元素标记的复合物在弱碱性反应液中经激发后的荧光信号较弱,必须加入一种酸性增强液,使稀土元素离子从免疫复合物中完全解离下来,游离的稀土元素离子与增强液中的另一种螯合剂重新螯合,形成一种能高效率接受激发的新螯合物分子团,该分子团在紫外光的激发下能发射很强的荧光,信号的增强效果可达百万倍。尤其是镧系元素螯合物的荧光寿命长达 10 ~1000 微秒,而来自待测反应体系中血清、溶剂和其他成分的非特异荧光寿命较短,通常 <20 纳秒,TRFIA 测定利用这一特性,待背景荧光完全衰变后,再测量镧系元素的特异性荧光,通过控制荧光测量的时间差,即时间分辨,可有效降低本底荧光的干扰,实现了测定的高信噪比,故称为时间分辨荧光免疫分析。

TRFIA 测定与 ELISA 的操作过程相似,主要包括加样、孵育、洗涤、加注 Eu^{3+} 螯合抗体、再孵育及洗涤、加注酸性增强液、时间分辨荧光信号检测、结果处理或传输等步骤。全自动时间分辨荧光免疫分析仪取代上述手工操作步骤,既可有效减少手工操作带来的偶然误差,提高检测准确度,又能大大加快检测速度,减轻劳动强度,提高工作效率。TRFIA 具有非特异荧光干扰小、灵敏度最高、检测范围宽、试剂稳定等优点,被认为是最具有发展前景的新型超微量免疫分析技术。

【见习内容】

(一)自动化时间分辨荧光免疫分析仪简介

1. 系统组成 时间分辨荧光免疫分析与酶联免疫分析类似,以微孔板为检测载体,全自动时间分辨荧光免疫分析仪正处于发展阶段。目前,虽已有多种自动化的仪器面世,但其基本结构主要包括以下几部分:

(1)样品加注模块:包括标本放置平台、标准品舱、加样平台、样本稀释区、加样针清洗区、加样臂及滑轨、6 路独立加样针等,负责样品、标准品的加注与稀释。

(2)试剂加注模块:包括试剂放置架及平台、条码阅读器、吸头架、稀释杯、加样臂及移液器等,负责反应试剂(荧光标记物、缓冲液等,不包括增强液)的加注。

(3)微孔板转运模块:主要由微孔板抓手、运动轨道和机械传动装置等组成,负责微孔板在样本加注平台、洗板模块、时间分辨荧光检测模块相互间的装载与卸载。

(4)振荡孵育模块:包括微孔板孵育舱、温控和振荡装置等,为微孔板的振荡孵育提供恒温、振荡条件。

(5)洗板模块:由洗板组件和增强液加注组件及附属液体管路构成,负责微孔板洗涤和增强液的加注。

(6)时间分辨荧光检测模块:主要由光学系统、微孔板二维运动系统和信号采集分析系统组成,负责时间分辨荧光信号检测。

(7)计算机及管理控制软件:其功能与其他自动化免疫分析仪相同。

2. 主要性能参数 该系统样本舱最多可装载 450 个血清标本,微孔板负载容量为 12 块,反应试剂装载量最多为 12 个检测项目。

3. 临床适用范围 该型全自动时间分辨荧光免疫分析仪是试剂专用型的时间分辨荧光免疫分析平台,通常使用仪器配套试剂。随着时间分辨荧光免疫分析技术的发展,时间荧光分辨荧光免疫检测项目越来越多,临床实用范围逐步扩大。目前,全自动时间分辨荧光免疫分析仪主要应用于血液传染病标志物、激素、肿瘤标志物等微量物质的免疫定量测定。临床常用的检验项目组合如下:

(1)乙型肝炎标志物检测:乙肝表面抗原(HBsAg)、乙肝表面抗体(HBsAb)、乙肝 e 抗原(HBeAg)、乙肝 e 抗体(HBeAb)、乙肝核心抗体(HBcAb)、乙肝核心抗体-IgM(HBcAb-IgM)。

(2)输血前筛查:乙肝表面抗原(HBsAg)、丙肝抗体、梅毒抗体、HIV 抗体等。

(3)甲状腺功能检查:游离 T_3(FT_3)、游离 T_4(FT_4)、总 T_3(TT_3)、总 T_4(TT_4)、促甲状腺激素(TSH)。

(4)肿瘤标志物:甲胎蛋白(AFP)、癌胚抗原(CEA)、总前列腺特异抗原(TPSA)、游离前列腺特异抗原(FPSA)、CA-125、CA-19-9、CA15-3 等。

（二）标本处理及要求

自动化时间分辨荧光免疫分析仪与自动化酶联免疫分析仪相似，尤其适合临床批量样本固定组合项目的快速测定，最常用的临床标本是血清。

1. 血清标本准备 常规静脉采血约2ml，不抗凝，置普通试管中或采用含分离胶的真空采血管。标本室温放置，待血液凝集后3000～5000r/min离心10分钟分离血清备用。原始采血试管可直接用于上机检测。

2. 标本处理要求 自动化时间分辨荧光免疫分析仪和其他自动化免疫分析技术类似，以抗原抗体反应为基础，标本处理要求同前所述。但TRFIA测量用的酸性增强液易受环境、容器中的镧系元素污染，使非特异荧光本底升高。因此，标本处理过程中应注意防尘和手直接接触所致的污染。

（三）操作流程

全自动时间分辨荧光免疫分析仪的基本操作技术流程如下：

1. 开/关机

（1）日常开机：①打开仪器背面的黑色总电源，并顺时针旋转仪器前方的红色按钮，再依次开启显示器、控制电脑的电源开关。②双击桌面的【Easy Cuta】图标，启动管理软件，进入用户登录界面，输入用户名和密码，登录后仪器开始执行初始化程序。③点击【项目】进入洗板检测界面，将两块空白微孔板放置在加样平台的1、2号，点击【注满】功能键，仪器自动向微孔板加注液体后，查看所有微孔是否被注满液体，如个别微孔内液体未满，提示该孔对应的喷头体短针堵塞，需用细钢针处理；然后点击【吸干】功能键，待吸干结束后查看所有微孔内是否为空，如微孔内有残留液体，则提示该孔对应的喷头体长针堵塞，可用细钢针处理。检测结束后，仪器转入备用状态。

（2）日常关机：①关闭工控机，从【开始】菜单中选择【关闭】，退出Windowns系统。②关闭仪器总电源。

2. 参数设置

（1）项目设置：①单击菜单上的【设置】功能键，弹出【项目设置】子菜单。选中要编辑的检测项目名称。②按【编辑】按钮进入编辑对话框，点击【协议设置】，根据试剂盒说明书设置分析类型（IFMA或FIA），定性或定量分析方法，标准品、质控品及样品管数目（检测的复孔数）以及单位等参数。③单击【标准曲线设置】按钮进入标准曲线设置对话框，选择所需的标准曲线类型并激活，按照标准品说明书提供的各点浓度值依次从小到大输入标准品浓度。如需更改曲线的X、Y轴，曲线拟合方法等参数，可在【更改设置】前打钩，根据说明书进行。

（2）项目输入：①点击【文件】下拉菜单【输入项目】按钮，弹出样本项目输入对话框；②进入试管样本放置界面，在【项目输入】模块，选中项目名称并点击右侧【＞】符号，所选项目自动进入【所做项目】区域；③在【样本输入】模块，输入样本位置和样本序号（样本号等同于LIS系统设定的样本号，可根据实验室检测序号分配自行编号），点击【输入确认】，保存样本项目信息；④点击【查看信息】按钮，确认项目输入正确后，点击【下一步】完成项目输入。该系统微孔板孵育位只有12个，故最多可同时加载2套乙肝两对半。

3. 试剂装载

(1)项目输入全部结束后,点击【下一步】,出现项目标准品放置图,按图示信息,将标准品瓶对应装载至标准品舱内,在对应的项目批号栏内输入批号,点击【下一步】进入试剂组架放置图示界面。

(2)选择正确的试剂瓶(大、小)和试剂,按图示将其装载至试剂架对应的位置,点击【下一步】进入试剂装载检测过程,装载正确后,系统自动进入下一步操作。

(3)在桶检测界面,按图示准备好清洗液、清水、清空废液桶,点【下一步】,仪器执行冲洗动作,冲洗结束后进入放置微孔板界面。

(4)按提示将微孔板放置于1号和2号加样平台对应的托盘内(微孔板压平,微孔条牢固卡在微孔架上,并注意叠放顺序),点击【装载】,搬运模块自动进行微孔板装载。

4. 标本装载及测定

(1)输入样本信息后,根据样本放置模拟显示区的颜色提示,将血清标本依次放入试管架上(每个试管架可放 18 个原始采血管)并推至仪器相应位置,试管架应从右向左依次摆放,此时指示灯由红变绿。

(2)把样本处理液、稀释液、稀释杯对应放置在样品放置平台;将 50ml 左右的 0.2mol/L NaOH 溶液加至专门的稀释槽,放在仪器加样针清洗槽下方的卡槽内(建议 NaOH 溶液一次性使用)。

(3)点击【确定】进入样本载体装载检测,装载与系统设置一致时,仪器开始正式运行检测程序。系统进入运行操作界面,可观察项目运行顺序和运行进度等信息。

(4)运行结束后,点击【卸载】,仪器把试验使用后的微孔板搬到平台上,手工取走。

5. 结果查询

(1)在菜单栏的【查询】下拉菜单,点击【病人结果查询】键,进入结果查询界面。

(2)输入项目类别、项目名称、样本号或起始日期~终止日期等查询条件。

(3)点击【查看】,显示符合条件的检测结果列表,但不可以进行修改。

6. 结果报告

(1)点击主菜单的【数据处理】,选择【重新评估】进入【新建数据查询】界面。

(2)选中未处理的数据,点击【计算】进行数据分析处理,然后输出结果,检测结果自动传到 LIS 系统,经审核后发出检测报告。

(四) 质量控制

设备未设置质量控制程序,而是将质控当样本进行测定,每次实验均需附带质控检测。

1. 运行质控程序

(1)标本信息编辑结束后,选中所做项目名称,将鼠标光标放置在【质控品】按钮上,单击鼠标右键,系统自动弹出【质控品】对话框。根据不同的检测项目,分别设置质控品种类、质控品的使用、使用管数,然后点击【返回】按钮,系统自动保存并返回到样本项目输入界面。

(2)在样本项目输入界面,分别将各种质控品设置在样本架上,各项质控的样本号可设为同一较大数字,如 999。

(3)标本放置完毕后,依次将所测项目的质控品用干净试管或生化杯分装并置于单独试管架上,紧邻最后的标本架摆放(质控品的体积≥300μl)。在实验结束后,查询 999 号标本的数据,即质控结果。

2. 质控信息查看　在 LIS 上将 999 号标本数据设为质控,即可查看相应的质控品及质控项目信息。

(五) 影响因素

时间分辨荧光免疫分析的主要影响因素如下:

1. 实验室环境　时间分辨荧光免疫分析以稀土离子作为标记物,而空气中的灰尘含有大量稀土离子,容易导致试剂和微孔板的污染。因此,应保持实验室环境干净无尘,实验用品无污染。

2. 标本　标本溶血、脂血、长期保存或反复冻融、凝集不完全等,均会干扰抗原抗体反应,故要求标本新鲜,血清彻底分离。

3. 试剂　部分时间分辨荧光免疫检测试剂在使用前配制时,须用去离子水配制试剂,以减少纯度不高的水质对荧光的淬灭作用,配制试剂的容器必须用一次性洁净塑料容器,避免金属离子或环境中稀土离子对检测的干扰。配制的缓冲液、洗涤液、标准品和增强液使用前应测定本底荧光,合格后方可使用。

4. 标准曲线　标准曲线的准确度直接影响待测物浓度的计算,某些偶然因素可造成标准曲线的某个浓度点偏移较大,应根据标准品复孔和空白对照结果进行修正,以保证曲线的可靠性。

5. 微孔板　时间分辨荧光免疫分析载体常用聚苯乙烯微 96 孔板,其本底荧光低,并有微孔板自动洗涤装置,但不同厂家生产的微孔板,其本底荧光差异较大,应注意选择使用。

(六) 设备维护

1. 日保养
(1)用 70% 酒精棉球擦拭样品针和试剂针前端面及外壁,清除黏附异物。
(2)检查冲洗液和废液瓶的液面,必要时更换。
(3)保持标本放置平台、加注平台和试剂放置平台台面清洁,储存盒无异物留存,并用 84 消毒液(1∶50 稀释)对台面进行消毒和清洁。

2. 周保养
(1)用蒸馏水清洗加样针清洗槽,确保清洗槽内部清洁。
(2)用 70% 酒精棉球擦拭清洗试剂加注模块的试剂移液器头部,避免异物黏附,影响吸头的密封性。
(3)用 70% 酒精棉球擦拭清洗微孔板托盘镜面,避免异物黏附,影响条码扫描器读取微孔板的条码信息。

3. 月保养
(1)用蒸馏水清洗洗液桶、清水桶内部,避免内部水垢进入管道造成管路堵塞。
(2)每月更换一次增强液架上的增强液瓶。

【见习报告】
1. 荧光免疫技术在临床的应用较早,目前在免疫学检测分析的应用领域有哪些? 其技术进展如何?
2. 结合见习实验室的荧光免疫分析系统,叙述自动化荧光免疫分析仪的工作原理。
3. 结合见习实验室的荧光免疫分析系统,简述自动化荧光免疫分析仪的操作技术流程及其检测影响因素。

4. 荧光免疫分析技术有哪几种类型? 时间分辨荧光免疫分析技术具有哪些优势?

临床见习五 流式细胞分析系统

流式细胞仪是集激光技术、流体喷射技术、细胞荧光化学技术、显微荧光光度测定技术、单克隆抗体技术及计算机技术于一体的新型细胞分析仪器。它能够高效、快速检测细胞大小、粒度、表面积等细胞结构参数和细胞表面、细胞质(核)内的特异抗原、细胞因子、酶活性等细胞功能参数,同时还可对细胞进行计数和分选。流式细胞术(flow cytometry,FCM)就是利用流式细胞仪为检测手段对单个细胞或生物颗粒的理化特性进行多参数、快速定性、定量分析或分选的新技术,使生物医学领域对细胞的发生、发育、发展的定量分析成为可能。该技术从 20 世纪 70 年代问世以来,经过 40 多年的快速发展,仪器设备更趋完善,智能化程度更高,其应用范围也从基础研究进入临床检验诊断领域,为细胞分析提供了全新手段。目前,FCM 已广泛应用于免疫学、细胞遗传学、肿瘤生物学和血液学等多学科领域。本实验仅介绍 FCM(FACSCalibur)在临床免疫学检验中的应用。

【见习要点】

掌握该仪器进行免疫细胞分析的操作技术流程;熟悉 FCM 分析系统的工作原理;了解 FCM 的临床适用范围。

【基本原理】

流式细胞仪不仅可对细胞悬液中的单个细胞及其超微结构进行多参数快速分析,具有分选功能的流式细胞仪还可按实验要求分选出具有相同特征的同类型细胞。其工作原理为:待测细胞与特异性荧光标记抗体特异结合后制备成单细胞悬液,在流动室经鞘液包裹呈单行排列,形成稳态单细胞液柱,依次通过流动室检测区域。以激光作为激发光源,垂直照射检测区域的样品流,结合荧光标记抗体的细胞产生特异性荧光,同时,根据细胞大小、胞内颗粒多少产生不同强度的散射光。这些光被前向光电二极管和侧向 90° 的光电倍增管接收并转换成电压脉冲和积分脉冲信号。前向小角度的光散射信号可反映细胞体积的大小;侧向 90° 的光散射信号能反映细胞内颗粒的复杂情况;激发荧光信号代表所标记细胞内部颗粒的信息。信号经放大后进入计算机系统进行数据转换、存储、分析及处理,按不同的检测设计采用相应软件对结果进行综合分析,并以直方图、阳性细胞百分率、平均荧光强度等多参数的图像和数据表示。

用流式细胞仪进行细胞分选时,当细胞悬液形成的单细胞液柱流经流动室时,流动室上方的压电晶体产生机械振动,带动流动室以相同频率进行振动,使单细胞液流柱断裂成一连串均匀的液滴,细胞悬浮在部分液滴中。按照被分选细胞设定的特性参数,该类细胞在形成液滴时会被充电,使其带有正电荷或负电荷,未被设定分选参数的细胞及空白液滴不带电荷。带电荷液滴在落入电极偏转板的高压静电场时,依其所带电荷性质发生定向偏转,落入不同的收集器中,从而实现细胞的分类收集。

流式细胞仪采用激光作为激发光源,保证其具有更好的单色性与激发效率;利用荧光染料和单克隆抗体结合的标记技术,保证了检测的灵敏度和特异性;用计算机系统对细胞的多参数信号进行数据处理,保证了检测速度和数据统计分析的精确性。近年来,流式细胞仪的发展非常迅速,一些高端的流式细胞仪能够同时测量 10 ~ 15 个荧光信号和多种散射信号,成为了生物医学领域研究的必要工具,被誉为实验室的"CT"。

【见习内容】

（一）流式细胞仪的结构与性能

1. 系统组成　该款流式细胞仪是针对临床检验诊断的自动化多色流式细胞分析系统,具有细胞分析和细胞分选的双相功能。主要由以下几部分组成:

（1）上样模块:主要由进样针、样品支撑架和液滴存留系统等组成,负责样品的加注。

（2）液流系统:包括由样品管、鞘液管、喷嘴组成的流动室和鞘液,细胞悬液被气体压力推动,在流动室形成高速流动的单细胞液柱。

（3）光学系统:由激光光源、分光镜、光束形成器、透镜组、滤光片等组成,为荧光检测提供特定波长的激发光,并把细胞标记物的发射荧光传输到信号检测器。

（4）荧光信号检测模块:包括由 FS、SS、FL1、FL2、FL3、FIA 组成的光电信号转换系统和电信号放大系统组成,主要作用是检测散射光和荧光信号。

（5）计算机控制系统:主要由计算机数据处理及分析软件组成,可进行试验数据的分析、存储与显示。

此外,根据试验目的和要求,还可选配自动进样系统、分选浓缩系统、自动免疫样本制备仪等模块。

2. 主要性能参数　系统检测的自动化程度高,从样本自动化处理、自动上样,到按钮式液流控制、自动化软件获取和分析,每个环节操作简便快捷;细胞分析速度高达 10 000 个/秒,分选速度为 300 个/秒;最少样本体积仅为 $100\mu l$。

3. 临床适用范围　随着生物医学和流式细胞分析技术的发展,流式细胞分析的临床检测项目越来越多,临床实用范围逐步扩大。目前,流式细胞分析仪在临床免疫学检验主要应用于抗原特异性免疫细胞的检测、分选和免疫细胞功能分析等。临床常用的检验项目组合如下:

（1）T 细胞亚群检测:T 淋巴细胞:CD3$^+$;B 淋巴细胞:CD5$^+$、CD19$^+$;辅助性 T 淋巴细胞:CD3$^+$、CD4$^+$;抑制性 T 淋巴细胞:CD3$^+$、CD8$^+$;NK 细胞:CD3$^-$、CD16$^+$、CD56$^+$。

（2）HLA- B27 测定:用于强直性脊柱炎诊断。

（3）PNH 检测:CD55/CD59。

（4）白血病免疫分型:CD45/CD5/CD7/CD10/CD19/CD13/HLA- DR/CD33/CD34/CD14/CD56(15)。

（5）变态反应性疾病免疫功能监测:CD19/CD23。

（二）标本处理及要求

目前,流式细胞仪在临床免疫学检验中主要应用于 T 淋巴细胞、B 淋巴细胞、NK 细胞等免疫功能细胞的检测以及血小板功能分析,临床检验标本以静脉全血为主。

1. 全血标本准备　常规静脉采血 2 ~ 3ml 于 EDTA- K2 或肝素抗凝的真空采血管。夏、冬季标本采集后应在 10 ~ 22℃条件下运送。

2. 检测样品处理

（1）在每个流式检测管或板式微孔中加入 $50\mu l$ 荧光标记或生物素标记稀释后的一抗（抗体用缓冲液稀释成合适的浓度）;在空白管/孔或同型对照管/孔中加入 $50\mu l$ 缓冲液。

（2）每管分别加入 100μl 全血，并轻轻混匀。避光孵育 15～30 分钟。

（3）样本白细胞总数应在 $4.0～10.0×10^9/L$ 之间。若 $>10.0×10^9/L$，样本需用 PBS 稀释；若 $<10.0×10^9/L$，应分离单个核细胞。

（4）每管分别加入 2ml 的 RBC Lysis Buffer 液（之前预热恢复至室温），混匀后室温避光孵育 10 分钟（不超过 15 分钟）。室温 300～400g 离心 5 分钟，弃去上清液得到白细胞沉淀，最后用 2ml 缓冲液洗涤细胞一次。若使用的一抗是荧光直接标记抗体，用 500μl 缓冲液或 2% 的多聚甲醛固定液重悬细胞后上机检测。若使用的一抗是纯化或生物素标记抗体，则每管（孔）加入 50～100μl 稀释的荧光标记二抗或荧光标记亲合素（缓冲液稀释成合适浓度）后于室温避光孵育 15～30 分钟。缓冲液洗涤细胞 1～2 次后，用 500μl 或 2% 的多聚甲醛固定液重悬细胞，待上机检测。

（三）操作流程

流式细胞仪的基本操作技术流程如下：

1. 日常开机

（1）检查稳压器电源，打开电源，稳定 5 分钟。

（2）检查废液桶和鞘液桶液面：清空废液桶，加入 400ml 漂白水原液；打开压力阀，将鞘液桶加注至 4/5 体积（常用三蒸水，细胞分选用 PBS 或 FACSFlow 液），所有管路均妥善安置。

（3）打开仪器主控开关，预热 5～10 分钟，待仪器进入 Standby 状态，排出过滤器内的气泡。

（4）再打开打印机、管理控制电脑，等待屏幕显示标准的苹果图标。

（5）按【Prime】执行冲洗功能 1 次，以排除流动室中的气泡。分析样品前，先用 FACAFlow 或 PBS 做样品，按【High Run】进行管路清洗 2 分钟。

注：分选实验后，每次开机需冲洗管道：分选装置不接通浓缩系统，装两个 50ml 离心管，按右下角白色按钮开始冲洗。待自动停止后接通浓缩装置，同上法重复冲洗一次。

2. 建立获取模式文件

（1）从桌面苹果图标中点击【CELLQuest】启动软件，出现"Untitled"的实验文件，点击其右上角的放大钮，放大视窗窗口，以编辑实验信息获取模式文件。

（2）选中左列绘图工具中的【Dot plot】图标后，在实验文件的空白区再次点击，拖曳对角线至适当大小后放鼠标，出现散点图对话方框。

（3）点击【Plot Source】，选择 Acquisition 作为图形资料来源，确认 X 和 Y 轴参数预设为 FSC-H 1024、SSC-H 1024；在颜色方框中点击【Multicolor Gating】（收取样品时，门内细胞将出现颜色）；点击【OK】后实验文件出现 FSC/SSC 散点图。

（4）选中左列绘图工具中的 Histogram，同上法绘出 Histogram（直方图）。

（5）选中左列绘图工具中四象限工具，在 FL1/FL2 散点图上拖动 Quadrant 的中心将其设定在 $(x,y)=(10^1,10^1)$ 处，这些象限将指定阴性/阳性区域。

（6）按实验目的，命名建立的获取模式文件并储存于指定文件夹中，临床进行相同实验检测时可直接调用，不必再建立类似文件。

注：管理控制计算机中已设定两个模式文件：ACQ 和 EXP，ACQ 用于细胞 DNA 检测，EXP 用于细胞表面标志分析。

3. 仪器的设定和调整

(1)从苹果画面选中【CELLQuest】,进入此界面后在【File】指令栏中打开合适的获取模式文件。

(2)从屏幕上方【Acquire】指令栏中,选取【Connect to Cytometer】进行控制电脑和流式细胞仪的联机,并将 Acquisiton Control 对话框移至合适位置。

(3)在【Cytometer】指令栏中,开启 Detectors/Amps、Threshold、Compensation、Status 等四个对话框,并移至屏幕右方,以便获取数据时随时调整获取条件。

(4)在 Detectors/Amps 对话框中,先为每个参数选择适当的倍增模式(amplifier mode)即线性模式(Lin)或对数模式(lg)。细胞表面抗原分析时,FSC 和 SSC 以 Lin 模式测量,DDM Param 选择 FL2,其他 FL1、FL2 与 FL3 则以 Log 模式测量;分析细胞 DNA 含量时,FSC、SSC、FL1、FL2、FL3 均以 Lin 进行测量,DDM Param 选择 FL2;分析血小板表型时,FSC、SSC、FL1、FL2、FL3 等均以 Log 进行测量。

(5)待测样品放置至样品支撑架,支撑架左移,仪器设定为 High Run,支撑架回位。

(6)在 Acquisiton Control 对话框中,选中【Acquire】,开始获取细胞。仪器调整过程中可随时按【Pause】或【Restart】键,观察仪器调整效果。未调整好之前不要去掉【Set Up】前的"√"。

(7)在 Detectors/Amps 对话框中,根据荧光阴性对照样品调整细胞群。通过 PMT voltages(粗调)与 Amp Gains(细调)调整 FSC 和 SSC 探测器中的信号倍增度,使样品的细胞检测信号出现在 FSC-SSC 散点图内,细胞群分布独立,不与其他细胞族群、细胞碎片重叠。

(8)在 Threshold 对话框中选择适当的参数,调整 Threshold 的高低,减少噪音信号(细胞碎片)。细胞表型分析时一般用 FSC-H。Threshold 并不影响检测器对信号的获取,但可改善画面质量。注意不要切掉主要细胞族群。

(9)在 Compensation 对话框中,根据标准荧光样品调整双色(或多色)荧光染色所需的荧光补偿,确保细胞族群分布工整垂直。

(10)选中左列绘图工具中的【Region】,在散点图靶细胞族群周围画定区域线,圈选出不同细胞群的范围,选择性显示有意义的细胞群。圈定合适的细胞群可使仪器调整更为容易。

(11)调整好的仪器设定储存在 Instrument Settings 中,进行相同实验时可调出使用,届时只需微调即可。

4. 样品分析

(1)从苹果标志中选择【CELLQuest】,新视窗出现后从【File】指令栏中选择【Open】,打开预设的获取模式文件。

(2)从【Acquire】指令栏中,选取【Connect to Cytometer】进行电脑和仪器联机,并将出现的 Acquisiton Control 对话框移至合适位置。

(3)从【Cytometer】指令栏中选取【Instrument Settings】,打开并调出存储的相同实验项目的仪器设定,按【Set】确定。

(4)在【Acquire】指令栏中,选择【Acquisition&Storage】确定储存的细胞数、参数、信号道数,Resolution 在做细胞表面标志分析时选择 256,做 DNA 检测时选择 1024。根据不同检测对象选择不同的参数后,点击【Parameter Saved】储存。

(5)在【Acquire】指令栏中,点击【Parameter Description】,选择实验文件存储位置(Folder),命名文件名称(File),输入样品代号以及各种参数的标记。

（6）在【Cytometer】指令栏中,选中【Counters】,将此对话框移至合适位置,以便随时观察计数情况。

（7）将样品试管放至检测区,在 Acquire Control 对话框中选取【Acquire】,启动样品测定。

（8）在 Acquire Control 对话框中随时选择【Pause】或【Abort】,微调仪器设定,待细胞群分布合适后,去除 Setup 前的"√",点击【Acquire】键开始正式获取细胞检测信号。

（9）仪器检测足够数目的细胞后,自动停止检测并存储数据,以"嘟"声提示。随即可进行下一样品检测。

注:当所有样品分析完毕,换上三蒸水,将流式细胞仪置于"Standby"状态,以保护激光管。

5. 数据分析（双色分析）

（1）从桌面苹果标志中点击【CELLQuest】启动软件,出现"Untitled"的实验文件,点击其右上角的放大按钮,放大视窗窗口,编辑实验信息获取模式文件。

（2）选中左列绘图工具中的【Dot plot】图标后,在实验文件的空白区再点击,拖曳对角线至适当大小后放开鼠标,出现散点图对话方框。

（3）点击【Plot Source】并选择 Analysis,点击【Select File】钮,找到实验预存的 Sample Files,点击【Open】打开实验文件。确认 X 与 Y 参数项的默认值 FSC-H 256、SSC-H 256 后,在 Color 方框中点击【Multicolor Gating】,确认无误之后,点击【OK】,出现样品检测的 FSC/SSC 散点图。

（4）选中左列绘图工具中的多角形区隔工具,将【Cursor】移至 FSC/SSC 散点图上,并沿靶细胞聚落周边画出范围,完成 R1 区域的界定,以此区域来圈选靶细胞。如果要删除 R1 区域,可在工具列中点选 Gates→Region list,以鼠标点选 R1,再按【Delete】键删除 R1 区域。删除 R1 区域后,可用绘图工具板重画 R1。

（5）从【Plots】菜单中选择【Dot Plot】,复制一个同样大小的散点图,屏幕显示 Dot Plot 对话方框。点击【X Parameter】钮,显示实验文件（如 NORM001）中所有的参数项（FSC、SSC、FL1、FL2）,将 X 参数项改成「FL1-H 256 Gamma-1」,Y 参数项改成「FL2-H 256 Gamma-2」。从 Gate 输入栏中将 No Gate 改成 G1 = R1。点击【OK】完成一个以 G1 圈选的 FL1/FL2 散点图,可将复制图移至原图右方。重复上述操作,完成所有靶细胞群落的圈选区域界定。

（6）选中左列绘图工具中的【Quadrant Marker】图标后,在 FL1/FL2 散点图中心处点击并拖曳至定点,二维散点图被区隔为四个象限。

（7）在屏幕上方【Stats】菜单中选择【Quadrant Stats】,计算各象限中的细胞数据,获得四象限的细胞统计结果。

（8）选择四象限统计表,在【File】菜单中选择【Export Statistics】,传输统计数值至 Excel 文件,命名文件后点击【Save】,保存检测结果。

6. 结果查询

（1）在【File】菜单中选择结果保存的文件,点击【Open】打开已保存的检测结果。

（2）从【File】菜单中选择【Print One】,直接打印实验工作文件。

7. 结果报告　检测数据可通过仪器数据传输功能自动传入 LIS 系统。结果需根据阴阳性对照和质控情况,并结合临床资料进行审核后,发出检验报告。

8. 关机程序

（1）取 4ml FACSClean 或次氯酸钠溶液(1:10 稀释)作样品置于旁位(样品支持架左移)

（vacuum is on），让外管吸取液体约2ml，再将样品架置于中位（vacuum is off），按【High Run】清洗管路5分钟（内管吸取2ml）。

（2）按【Standby】，取下样品管，改用三蒸水4ml作样品，同上处理，按【Prime】三次，冲洗液流系统。

（3）仪器自动转为Standby状态，换2ml三蒸水，按【Standby】10分钟，使风扇冷却镭射光源。

（4）从【File】中选择【Quit】，退出软件，如有对话选项，选择【Don't Save】，确认退出应用软件，所有数据已储存备份。

（5）在【Special】栏中选择【Shut down】，再依次关闭计算机、打印机、主机、稳压电源。

（四）质量控制

设备有质量控制程序，运行质控程序方法如下：

1. 制备三色标准微球样品　样品管1加入1ml鞘液和1滴Unlabeled标准微球；样品管2加入3ml鞘液并各加1滴Unlabeled、FITC-、PE-、PerCP-标记的标准微球，混匀。标准微球浓度也可根据实际情况进行调整。

2. 运行质控程序

（1）开启仪器和任务控制计算机，预热5分钟，打开【FACSComp】软件进入质控界面，选择保持路径和校正内容。如标准微球为新产品需输入微球的批号。

（2）在软件界面左侧【Assay Selection】选项中选择质控类型，即实验过程中是否需要清洗样品。

（3）功能键设置在"Run"，标准三色微球上样自动检测，并进行电压、补偿等设置。

（4）FACSComp软件运行完毕，显示测试结果并打印，退出程序。

（五）影响因素

流式细胞仪并非是完全自动化的仪器，可靠的实验结果需要准确的人工技术配合。其检测结果的主要影响因素如下：

1. 抗凝剂的选择　血液标本采用EDTA-K_2抗凝，细胞形态保存较好，但细胞稳定时间较短，仅12~48小时。肝素抗凝对血细胞形态有一定影响，但细胞稳定期较长，一般可达48~72小时。抗凝剂选择错误，可能导致血细胞形态发生较大变化，影响检测结果的准确性。血小板分析通常用柠檬酸钠抗凝，注意在标本采集和运送过程中防止血小板的机械活化。

2. 标本凝集　血液标本凝集特别是肉眼不可见的微小凝集，可导致血液细胞数目明显减少，或微小凝集颗粒干扰细胞分析结果。因此，标本采集要保证顺利，避免反复穿刺或血流不畅，并注意及时混匀标本，防止血液发生凝集。

3. 溶（脂）血标本　溶血、严重脂血标本会干扰血细胞的分离和荧光抗体的标记，此类标本为不合格标本。轻微脂血标本可用生理盐水洗涤1~2次后，再用于分析检测。

4. 标本保存　标本采集后一般应立即测定，保存时间不应超过48小时。细胞在荧光抗体标记前，不宜4℃保存，冷藏、复温等过程易导致细胞表面蛋白质的脱落。特殊情况未能及时测定的标本，可完成荧光抗体标记后4℃密封保存，48小时内完成检测。活化淋巴细胞、干细胞分析需立即测定；活化血小板分析应在标本采集后立即处理。

5. 细胞数目　确保标本上机检测前的细胞浓度为 $1 \times 10^6/ml$,细胞浓度过低会直接影响检测结果。

6. 荧光抗体标记　荧光抗体标记是流式细胞分析的重要步骤,细胞荧光标记的质量将直接影响检测结果的准确性。荧光抗体标记细胞,尤其采用间接免疫荧光标记时,需使用 0.5% 牛血清白蛋白和1% 胎牛血清等蛋白封闭剂,封闭细胞表面的非特异结合位点,减少重叠细胞。标记完成的细胞应充分洗涤,离心速度不能过高,减少细胞碎片。同时,上述操作应注意避光,保证细胞免疫荧光的稳定。

7. 实验结果分析　流式细胞检测应设置对照样品,采用与抗体来源同型匹配的无关对照和荧光抗体的本底对照。判定结果时,应注意减去本底荧光,为使免疫荧光的定量分析更精确,通过计算机程序软件用拟合曲线方法从实验组的曲线峰值中减去对照组的曲线峰值,可以得到更准确的免疫荧光定量结果。

(六) 设备维护

1. 常规保养　流式细胞仪开、关机时均需进行检查保养,程序同前。

2. 月保养　每月进行一次系统管路的清洗保养。如果仪器处理样本量较大或经常使用附着性染料,则需增加管路清洗的频率。

(1)打开仪器电源,断开鞘液筒连接,鞘液过滤器出口管路从上端口取下,直接与装有 1:10 稀释漂白剂的鞘液筒连接,清洗剂不流经过滤器直接进入流动室。

(2)仪器处于 Run 状态,流速设置为 High,样品管加入 3ml 左右漂白剂,置于上样针位置,清洗 20 ~ 30 分钟。

(3)鞘液筒和样品管装蒸馏水,同样方法清洗管路。

(4)鞘液管路复位与原鞘液筒连接,样品管盛 1ml 蒸馏水置上样针位置。仪器选择 Standby 模式备用或关机。

3. 定期保养　鞘液过滤器主要作用是过滤鞘液中的结晶等杂质。如分析时发现 FSC 或 SSC 图中碎片增多,提示过滤器需更换。

(1)打开压力阀,鞘液筒减压。

(2)断开过滤器的所有管路连接,从基座取下,更换新的过滤器并固定。

(3)重新连接过滤器所有管路,鞘液筒加压,仪器设置于 Run 状态,使鞘液充满过滤器,排除气泡。

仪器采用过滤后的空气冷却激光。空气过滤器位于鞘液抽屉上方,可用吸尘器清洁或清水冲洗,空气干燥后插回原处。

【见习报告】

1. 流式细胞分析仪能够对细胞的抗原成分进行标记分析,可区分不同特性的细胞类型,其临床应用范围如何?

2. 结合见习实验室的流式细胞仪,简述其工作原理。

3. 结合见习实验室的流式细胞仪,简述其操作技术流程及检测影响因素。

4. 流式细胞仪在细胞分析方面具有哪些优势?

临床见习六 免疫固定电泳系统

1937 年 Tiselius 建立了最早的移界电泳,用于蛋白质的分离和鉴定,开启了现代电泳技术的新纪元。随着电泳技术与免疫学等其他生物技术的融合以及各种先进电泳仪的出现,已经发展出了许多不同用途的电泳新技术。免疫电泳技术(immunoelectrophoresis technique)是基于抗原的电泳迁移以及抗体特异性的免疫沉淀反应,利用直流电场加速抗原和(或)抗体的扩散并规定其运动方向,加快沉淀反应的速度,将抗原抗体反应的高度特异性与电泳技术的高分辨率及快速、微量等特性相结合的一种免疫化学分析技术。该技术具有下列优点:①利用直流电场驱动,加快了免疫沉淀反应速度,缩短了检测时间;②抗原抗体的扩散方向固定集中,提高了检测灵敏度;③可将不同电荷和质量的蛋白组分分离,再与抗体反应,提高了检测的特异性。随着免疫检测的不断发展,出现了对流免疫电泳、火箭免疫电泳、免疫电泳、免疫固定电泳等多种免疫分析技术,并在生物医学研究和临床免疫诊断中广泛应用。本实验以免疫固定电泳(HYDRASYS 系列全自动电泳仪)为例进行说明。

【见习要点】

掌握该仪器在免疫固定电泳分析的操作技术流程;熟悉免疫固定电泳的工作原理;了解免疫固定电泳的临床适用范围。

【基本原理】

免疫固定电泳(immunofixation electrophoresis,IFE)是 Alper 和 Johnson 于 1969 年建立的一种区带电泳和沉淀反应相结合的免疫化学分析技术。该方法原理为:先将待检样品在琼脂糖凝介质上进行区带电泳,把蛋白质分离成不同区带,再将固定剂和各种待测蛋白的抗血清覆盖在凝胶表面的泳道上,固定剂和抗血清在凝胶内部渗透扩散,与某区带中的靶蛋白结合,形成抗原抗体复合物而保留在凝胶的特定位置。最后通过漂洗和染色,并与蛋白质参考泳道对照分析,根据电泳移动距离鉴定单克隆组分,可对各类免疫球蛋白及其轻链进行分型。

近年来,随着自动化免疫电泳仪的推出,解决了传统电泳技术手工操作不易标准化和耗时的问题,并具有分辨率高、重复性好等特点,使得免疫电泳技术在临床免疫诊断中得到了广泛应用。

【见习内容】

(一)自动化电泳系统的结构与性能

1. 系统组成 近年来,电泳仪的发展较快,为了满足不同的实验目的和用途,出现了多种类型的自动化电泳分析系统。电泳载体逐渐用脂糖凝胶取代纤维薄膜。目前,能够满足免疫固定电泳分析的电泳系统一般由电泳模块、染色模块、CPU 控制模块及触摸屏、扫描仪及其扫描控制的外联计算机(安装 Phoresis 软件)组成,可自动实现标本点样、电泳、孵育、染色、脱色和烘干等电泳过程,但标本和抗血清的加注以及凝胶的扫描处理需手工完成。该仪器用于免疫固定电泳测定时,检测速度约 18 个样本/小时,所需样本量为 10μl。

2. 临床适用范围 免疫固定电泳最大的优势在于分辨率强、灵敏度高、操作周期短、结果易分析。目前,该技术主要应用于鉴定迁移率相近的血清蛋白以及 M 蛋白、免疫球蛋白轻链,尿液、脑脊液中微量蛋白,游离轻链、补体裂解产物等的高分辨检测。

（二）标本处理及要求

免疫固定电泳临床检测的标本包括血液、尿液或脑脊液等，以前两者使用较多。

1. 血清标本准备　常规静脉采集血液 2~3ml，不抗凝，置普通洁净试管中，血清分离最好不用分离胶或促凝剂，室温条件下血液自然凝集分离血清。

2. 尿液标本准备　正常饮食条件下，收集 24 小时尿液标本于洁净无污染的容器中，如夏季环境温度过高，尿标本可按每升尿液加入 2~20ml 甲苯保存。亦可采用晨尿标本，及时送检。

3. 标本保存　血清或尿液标本可在 2~8℃保存 72 小时，对免疫球蛋白影响不大。若短期内不进行测定，可在 -20℃条件下保存 1 个月。

（三）操作流程

血清免疫固定电泳的操作技术流程如下：

1. 程序选择　开机，启动电泳仪。点击【Select Migration】，系统显示 48 个电泳程序供选择，根据检测样品数目和实验目的，按数字或名称选择相应的"IF"电泳程序。

2. 上样　将 1 只（用于 1,2IF）、2 只（用于 4IF）或 3 只（用于 9IF）点样梳（数字端向上）置于平整物面，每孔加 10μl 样品，加样在 2 分钟内完成，点样梳齿梳向上置于湿盒内保存 5 分钟。

3. 胶片准备　从包装袋取出缓冲条，固定在电极支架背侧位置，确保塑料凸点挂住缓冲条，缓冲条表面必须接触到电极；随后取出琼脂糖凝胶片，用薄滤纸快速吸去凝胶表面多余的液体，在温控板表面下 1/3 处加 200μl 蒸馏水或去离子水，将凝胶片底边紧靠框架底边，边缘对齐边线，略弯曲凝胶片慢慢放平，注意勿出现气泡。

4. 电泳　从湿盒中取出加样梳并去除齿梳的保护支架，1、2IF 的点样梳置于支架 6 号位，4IF 的 2 只点样梳分别置于 3 号和 9 号，9IF 的 3 只点样梳分别置于 2、6 和 10 号位，放下支架，准备点样，注意点样梳的数字面对操作者。关上电泳舱盖，双击屏幕的绿色箭头【START】键，开始运行电泳程序。

5. 抗原抗体结合反应　电泳结束时，电泳仪自动发出蜂鸣声提示。打开电泳盖，将加样梳和缓冲条丢弃，移除支架。将抗体加样条装入抗体加样架上，按如下要求将血清抗体加入抗体加样条：

（1）1IF 用 6 孔抗体加样条：每孔加 8μl 抗体。

（2）2/4IF 用 15 孔抗体加样条：2 人份每孔加 8μl 抗体，4 人份每孔加 12μl 抗体。

（3）9IF 用 18 孔抗体加样条：每孔加 8μl 抗体。

（4）固定抗体加样架，将抗体加到凝胶片上，关上电泳舱盖，按绿色箭头【Start】键开始孵育，仪器自动倒计时 10 分钟。

6. 蛋白染色

（1）移除多余抗体：电泳仪自动发出蜂鸣声，提示"Paper Blotting"，打开电泳舱盖，移走抗体加样架。将厚滤纸光面向下覆盖于凝胶表面，左手固定滤纸，右手手指用力摩擦滤纸表面，注意勿将滤纸移动。关闭电泳舱盖，按绿色箭头【Start】键开始吸收凝胶表面多余抗体，计时 3 分钟。

（2）胶片烘干：电泳仪自动发出蜂鸣声，打开电泳舱盖，移去滤纸，关闭舱盖，按绿色箭头

【Start】键开始干燥凝胶片,烘干温度为65℃,计时6分钟。

(3)着色:电泳仪自动发出蜂鸣声,打开电泳舱盖,取出凝胶片,将胶片固定于凝胶支架上放入染色舱,点击【Select Staining】,根据实验试剂和目的,选择【IF 染色】指令,按绿色箭头【Start】键依次开始洗涤循环和染色循环。程序运行完成,电泳仪自动发出蜂鸣声,取出凝胶支架,将烘干的胶片手工转移至扫描舱。

7. 胶片扫描

(1)启动扫描仪的控制计算机,打开扫描仪电源,将凝胶片反置于扫描框的右上方,凝胶片顶线位于扫描仪上方。

(2)点击【Phoresis】图标,输入用户密码启动软件,在状态栏点击【Scanner】,选择蛋白扫描程序,在含免疫固定胶片窗口【Hydra gel IF/Bence Jones】设置扫描参数,输入患者信息,创建工作单后,点击【Start Scanning】开始扫描。

(3)扫描结束,"IF Sample Selection" 窗口自动打开,进行 IF 图像与蛋白曲线匹配和校验,自动计算不同条带的相关百分比或浓度,保存检测数据。

8. 结果分析

(1)在【Edit curve】下拉菜单中选择【Curve preview】指令,可在状态栏提示的日期下,多画面显示当前分析的各个标本的曲线图。蓝色曲线代表蛋白条带数可确定,紫色代表蛋白条带数不可确定,红色代表病理性标本。

(2)对蛋白条带数不可确定的曲线图,点击【Modify curves】可对曲线进行修改:①插入一个最小部分,将光标移至曲线需要处,点击鼠标左键完成插入。②移除一个很小的部分,将光标放在需要移除的位置,光标覆盖最小的垂直线,待十字叉变成标有字母"MIN"的黄色标记后,点击鼠标左键即可完成移除。③移动一个很小的部分,把光标放在需要移动的位置,压住鼠标右键并把光标拖到需要的位置即可。

(3)通过人工修改,确定标本的蛋白条带数。确认条带的百分比由软件自动计算,并以百分比、浓度或曲线积分的方式显示。

(4)定性检测结果可以用标准品蛋白分子量为参考,观察样品泳道有无对应的特异性单克隆免疫球蛋白条带(见文末彩图 11-2)。

9. 结果查询

(1)在【Search】下拉菜单中选择【Search for patient History】,出现结果查询界面。

(2)输入项目名称、样品类型、时限等查询条件后,点击【Start search】开始查询。查询成功后列出符合条件的查询结果,点击【View】查看检测结果(见文末彩图 11-3)。

10. 结果报告

(1)结果传输:按【Result transmission】选项按钮,点击【Next】键选择自动或手动传输模式,点击【Next】并在下拉菜单选择需传输的分析项目或在手动模式输入需传输的样品编号,点击【Next】选择结果接受的实验室代码,点击【Send】完成结果传输。

(2)报告审核:所有检测结果必须结合临床资料认真审核后发出,必要时与临床医师沟通。

(四)质量控制

本仪器无须校准,每个检测项目均有相应的质控品。扫描仪的【Phoresis】控制软件设有专门的质量控制程序,可定期进行质控结果分析。

1. 处理质控品检测数据时,点击质控重览窗口的【QC】按钮,选择【Save sample as QC】并选择监控类型,按【Start】保存数据和图形。

2. 在功能菜单,进入质控界面。

3. 在【Setup control values】功能界面,输入质控品名称、批号、条带数,总蛋白浓度、测量单位以及质控的参考值和标准差。

4. 从质控统计界面,选择质控项目,输入数据统计的时间间隔、条带数和项目名称,点击【OK】键,显示质控的统计分析结果,包括每个条带的百分比绝对值、中间值、最大值、标准差和变异系数等。可与质控品提供的靶值进行比对,判断质控结果。

(五)影响因素

免疫固定电泳是各类 Ig 及其轻链分型的最常用方法,实验过程涉及标本处理、区带电泳、抗原抗体反应和蛋白染色等多个关键步骤,应注意标本采集与处理、抗原过剩引起的后带现象以及电泳仪的正确使用和维护。其主要检测影响因素包括:

1. 用新鲜血清标本进行测定,避免血清冻存所致的蛋白质或脂蛋白变性,导致电泳点样处出现明显的痕迹。某些标本(尤其含有冷球蛋白)冷藏或冰冻后,可能变得黏稠或混浊。这种标本可能由于扩散问题而干扰点样,可加入适当的液化剂进行处理。另外,勿使用放置过久的标本,如放置过久的尿液中会有降解的蛋白出现,影响电泳结果。

2. 为避免抗原过剩引起的带现象,血清样品应适当稀释。蛋白电泳血清与稀释剂的比例为 1:2,IgG 免疫固定电泳为 1:5,其他免疫固定电泳为 1:2。

3. 总免疫球蛋白水平 >20g/L,稀释剂量加倍;当总免疫球蛋白水平 <20g/L,稀释剂量减半。但蛋白电泳(ELP)泳道除外。

4. 某些单克隆蛋白质可能因多聚体而导致所有的免疫固定电泳泳道均出现单克隆片段。电泳前,标本可加 1% 的 β-巯基乙醇处理(25μl 还原剂/75μl 血清),混匀处理至少 15 分钟(最多 3 小时)。

5. 电泳时,凝胶与电泳槽粘合面需紧密贴合,确保两者之间无气泡。抗体加入加样条的加样孔时,确保抗血清与凝胶之间无气泡。

6. 用滤纸去除凝胶表面多与液体时,接触时间不能太长,应快速移去,以免凝胶脱水。

(六)设备维护

1. 常规保养

(1)每次电泳结束后,用湿润的脱脂棉或湿纸巾清洁电极和电泳盘。

(2)废液灌每次排水操作后,加入 15ml 的 50%(W/V)氢氧化钠溶液。

2. 周保养

(1)清洁电极/点样架:为防止含盐物沉积于电极表面,使用后应将电极/点样架水平浸于蒸馏水中(电极朝下),水位以浸过电极 5mm 左右即可。使用时再用干纸巾擦干。

(2)仪器外部清洁:用低浓度次氯酸钠溶液浸泡的棉布清洁仪器外部零件和表面,但不能使用酒精擦拭。

3. 月保养

(1)清洁染色槽:更换 5L 容器中的洗液,将容器接于管道 6(洗液),点击【Select Staining】,选中【Tank Cleaning】,将胶片固定架插入染色舱,按【Start】键开始清洗程序:①清洗液进行内部循环清洗 5 分钟;②通过内部循环用脱色液清洗染色箱 2 分钟;③染色槽烘干 10 分钟。

(2)溶液灌清洗:断开溶液灌浓度传感器和所有外接管路,清空后再用蒸馏水冲洗,干燥后安装复位。

【见习报告】

1. 电泳技术在生物医学领域的应用较多,目前有哪些主要的电泳分析技术?电泳系统的自动化程度发展为何比较缓慢?

2. 结合见习实验室的免疫固定电泳仪,简述其工作原理。

3. 结合见习实验室的免疫固定电泳仪,简述其操作技术流程及其检测影响因素。

4. 免疫固定电泳在临床免疫学检测分析方面具有哪些优势?

附:临床免疫实验室主要检测技术平台和检验项目

(一)临床免疫实验室主要检测技术平台

1. 免疫浊度技术及自动化免疫比浊仪;

2. 固相酶免疫分析技术及自动化酶联免疫分析仪;

3. 化学发光免疫分析技术及自动化化学发光免疫分析仪;

4. 免疫荧光技术及时间分辨荧光免疫分析仪和荧光显微镜;

5. 流式细胞技术及自动化流式细胞分析仪;

6. 免疫电泳技术及电泳分析系统;

7. 固相膜免疫分析技术及胶体金试纸;

8. 免疫凝集分析技术及自动化血型分析仪;

9. 放射免疫分析技术及 γ 计数仪;

10. 免疫组织化学技术。

(二)临床免疫实验室开展的常见检验项目

1. 乙型肝炎标志物 乙肝表面抗原(HBsAg)、乙肝表面抗体(HBsAb)、乙肝 e 抗原(HBeAg)、乙肝 e 抗体(HBeAb)、乙肝核心抗体(HBcAb)、乙肝核心抗体-IgM(HBcAb-IgM)、前 S1 抗原(Pre-S1Ag)。

2. 肿瘤标志物 甲胎蛋白(AFP)、癌胚抗原(CEA)、总前列腺特异抗原(TPSA)、游离前列腺特异抗原(FPSA)、神经元特异性烯醇化酶(NSE)、血清骨胶素(CYFRA21-1)、CA-125、CA19-9、CA153。

3. 甲状腺功能检查 游离 T_3(FT$_3$)、游离 T_4(FT$_4$)、总 T_3(TT$_3$)、总 T_4(TT$_4$)、促甲状腺激素(TSH)。

4. 女性激素 促卵泡激素(FSH)、雌二醇(E_2)、促黄体生成素(LH)、催乳素(PRL)、孕酮(PRO)、睾酮(TES)、人绒毛膜促性腺激素(HCG)。

5. 类风湿关节炎 类风湿因子(RF)、C-反应蛋白(CRP)、抗链球菌溶血素"O"(ASO)、抗脱氧核糖核酸酶(ADNase-B)。

6. 免疫球蛋白 免疫球蛋白 A(IgA)、免疫球蛋白 E(IgE)、免疫球蛋白 G(IgG)、免疫球蛋白 M(IgM)、免疫球蛋白 E(IgE)、IgG1 亚型、IgG2 亚型、IgG3 亚型、IgG4 亚型、κ 轻链

（KAP）、λ轻链（LAM）。

7. 肾功能监测 尿微量白蛋白（MA）、尿免疫球蛋白（IgU）、尿转铁蛋白（TRU）、α_1-微球蛋白（A_1M）、α_2-巨球蛋白（A_2G）、β_2-微球蛋白（β_2-MG）。

8. 炎症状态监测 白蛋白（ALB）、α-酸性糖蛋白（AAG）、抗胰蛋白酶（AAT）、铜蓝蛋白（CER）、C-反应蛋白（CRP）、触珠蛋白（HP）。

9. 肝脏疾病 抗胰蛋白酶（AAT）、抗凝血酶Ⅲ（AT3）、铜蓝蛋白（CER）、补体C3（C3）、补体C4（C4）、免疫球蛋白A（IgA）、免疫球蛋白M（IgM）、尿转铁蛋白（TRU）。

10. 补体 补体C3（C3）、补体C4（C4）、总补体效价测定（CH50）。

11. 贫血检查 叶酸（FA）、维生素B_{12}（$VitB_{12}$）、血清铁蛋白（SF）。

12. 糖代谢测定 C肽（C-P）、胰岛素（INS）。

13. 抗中性粒细胞抗体 抗中性粒细胞胞浆抗体（胞浆型，CANCA）、抗中性粒细胞胞浆抗体（核周型，PANCA）、抗蛋白酶3抗体（PR3）、抗髓过氧化物酶抗体（MPO）。

14. 抗可溶性抗原（ENA）抗体 抗Sm、抗ulRNP、抗SSA、抗SSB、抗SCL-70、抗JO-1、抗核糖体P蛋白。

15. 自身抗体 抗核抗体（ANA）、抗着丝点抗体（ACA）、抗平滑肌抗体（SMA）、抗心肌抗体（AHA）、抗线粒体抗体（AMA）、抗胃壁细胞抗体（APCA）、抗骨骼肌抗体（ASA）、抗ds-DNA抗体、抗心磷脂抗体（ACA）、抗角蛋白抗体（AKA）、抗甲状腺球蛋白抗体（TG）、抗甲状腺微粒体抗体（TPO）、抗胰岛细胞抗体、抗卵巢抗体、抗子宫内膜抗体（EMAb）。

16. TORCH检查 弓形体抗体IgM、风疹病毒抗体IgM、巨细胞病毒抗体IgM、单纯疱疹病毒Ⅰ型抗体IgM、单纯疱疹病毒Ⅱ型抗体IgM。

17. 常见病原体抗体 甲型肝炎病毒抗体、丙型肝炎病毒抗体、丁型肝炎病毒抗体、戊型肝炎病毒抗体、HIV抗体、梅毒特异性抗体、结核分枝杆菌抗体、EB病毒抗体、肺炎支原体抗体、沙眼衣原体抗体、军团菌抗体。

18. 细胞免疫功能检查 总T细胞（CD3）、T辅助细胞（$CD3^+CD4^+$）、T抑制细胞（$CD3^+CD8^+$）、自然杀伤细胞（NK）、抑制细胞诱导亚群（$CD4^+CD45RA^+$）、辅助细胞诱导亚群（$CD4^+CD29^+$）、杀伤细胞亚群（$CD8^+CD28^+$）、抑制细胞亚群（$CD8^+CD28^-$）、活化T细胞（$CD3^+/HLA-DR^+$）、静止T细胞（$CD3^+/HLA-DR^-$）、活化B细胞（$CD3^-/HLA-DR^+$）。

19. 其他 肥达反应、外斐反应、冷凝集实验、嗜异性凝集实验、降钙素原测定、布氏凝集实验、唐氏筛查实验等。

（张 波）

常用试剂及配制方法

一、常用缓冲溶液

1. 磷酸盐缓冲液

pH	1mol/L K$_2$HPO$_4$（ml）	1mol/L KH$_2$PO$_4$（ml）
5.8	8.5	91.5
6.0	13.2	86.8
6.2	19.2	80.8
6.4	27.8	72.2
6.6	38.1	61.9
6.8	49.7	50.3
7.0	61.5	38.5
7.2	71.7	28.3
7.4	80.2	19.8
7.6	86.6	13.4
7.8	90.8	9.2
8.0	93.2	6.8

注:混合两种1mol/L贮存液后,用蒸馏水稀释至1000ml

2. 0.05mol/L pH 9.6 碳酸盐缓冲液(包被稀释液)

Na$_2$CO$_3$	1.6g
NaHCO$_3$	2.9g
NaN$_3$	0.2g
加蒸馏水至	100ml

3. 0.015mol/L pH 7.2 PBS

NaCl	6.8g
Na$_2$HPO$_4$	1.48g
KH$_2$PO$_4$	0.43g
加蒸馏水至	1000ml

4. 0.01mol/L pH 7.4 PBS

KH$_2$PO$_4$	0.2g

$Na_2HPO_4 \cdot 12H_2O$	2.9g
KCl	0.2g
NaCl	8g
Tween-20	0.5ml
加蒸馏水至	1000ml

＊加蒸馏水至 500ml，配制 0.02mol/L pH 7.4 PBS

5. Hanks 液（无 Ca^{2+}、Mg^{2+}）配制法

NaCl	4.0g
KCl	0.2g
$Na_2HPO_4 \cdot 12H_2O$	0.06g
KH_2PO_4	0.03g
葡萄糖	0.5g
双蒸水	500ml
1% 酚红液	1ml

将上述成分混合后溶解，113℃灭菌 15 分钟，4℃冰箱保存，临用前用无菌的 3% $NaHCO_3$ 调 pH 至 7.2～7.4。

6. 0.05mol/L pH 8.6 巴比妥缓冲液

巴比妥	1.84g
巴比妥钠	10.3g
加蒸馏水至	1000ml

7. 0.2mol/L pH 5.6 乙酸-乙酸钠（HAC-NaAC）缓冲液

（1）0.2mol/L 冰乙酸

冰乙酸	11.6ml
加蒸馏水至	1000ml

（2）0.2mol/L 乙酸钠

无水乙酸钠	16.4g
加蒸馏水至	1000ml

（3）0.2mol/L pH 5.6 HAC-NaAC 缓冲液：取 0.2mol/L 冰乙酸 0.9ml 加入 0.2mol/L 乙酸钠 9.1ml，混匀即成。

8. pH 7.4 巴比妥缓冲液（BBS）

（1）贮存液

NaCl	85g
巴比妥	5.75g
巴比妥钠	3.75g
$MgCl_2$	1.017g
无水 $CaCL_2$	0.166g

上述逐一加入热蒸馏水中溶解，冷却后加蒸馏水至 2000ml，过滤，4℃保存。

（2）应用液：贮存液 1 份加入蒸馏水 4 份，当日配用。

9. 0.1mol/L pH 8.4 硼酸盐缓冲液

四硼酸钠（$Na_2B_4O_7 \cdot 10H_2O$）	4.29g

硼酸(H_3BO_3)	3.40g

溶后加蒸馏水至1000ml,用G3或G4玻璃滤器过滤。

10. PEG-NaF稀释液

PEG 6000	4.1g
NaF	1.0g

溶于0.1mol/L pH 8.4硼酸盐缓冲液100ml中。

11. 0.01mol/L pH 8.2甘氨酸缓冲盐水

甘氨基酸	0.751g

浓HCl溶液(12mol/L)

双蒸水(或pH 6.4~7.0 PBS)

将浓盐酸用双蒸水稀释为1mol/L,0.751g干氨基酸溶解于60ml双蒸水中,用1mol/L调pH为8.2,补加双蒸水定容到100ml,此溶液为0.1mol/L pH 8.2甘氨酸,放4℃冰箱内保存,使用双蒸水稀释为0.01mol/L。

12. PBS(流式细胞仪用)

NaCl	8.0g
KCl	0.2g
Na_2HPO_4	1.44g
KH_2PO_4	0.24g
双蒸水	800ml

用1mol/L的HCl或NaOH(各地域水的酸碱度不同)调溶液pH到7.2~7.4,加蒸馏水定容到1L。0.22μm滤膜过滤后使用。

二、常用染色试剂

1. 瑞氏染液

瑞氏染料	1g
甲醇(AR)	600ml

先称干燥瑞氏染料放置研钵内,充分研磨至细粉末,加少许甲醇溶解研磨,将上层液体倒入清洁棕色瓶内(最好用甲醇空瓶),再加甲醇研磨,重复数次,至乳钵内染料及甲醇用完为止,摇匀,密封瓶口,存室温暗处。

2. 吉姆萨染液

吉姆萨染料(粉末)	0.75g
甲醇(AR)	50ml
甘油(AR)	50ml

先取吉姆萨氏染料0.75g放入研钵中,逐渐倒入甘油研磨,置55~60℃水浴中1.5~2小时后,加入甲醇50ml,静置数日,过滤后或不过滤即成吉姆萨染色液原液。临染色前,于10ml蒸馏水中加入上述吉姆萨原液1ml,即成吉姆萨染色液。

3. 瑞吉-吉姆萨染液

瑞吉染液	5ml
吉姆萨染液	5ml
双蒸水(或pH 6.4~7.0PBS)	6ml

三者混匀即成,如有沉淀出现,则需重新配制。

4. 锥虫蓝染液

(1)2% 锥虫蓝水溶液

锥虫蓝	2g
蒸馏水	100ml

将锥虫蓝 2g 放入研钵中,边研磨边加蒸馏水溶解,滤纸过滤后 4℃ 冰箱保存。

(2)PBS(0.02mol/L pH 7.4 PBS)

(3)锥虫蓝染液:临用前取 2% 锥虫蓝水溶液和 0.02mol/L pH 7.4 PBS 等量混合,2000r/min 离心 10 分钟,取上清供染色用。混合后的染液存放过久易出现沉淀,故应新鲜配制使用。

三、酶联免疫吸附试验常用试剂

1. 酶标用洗涤液配制　将 Tween 20 按终浓度 0.05% 加入 pH 7.4 PBS 中,充分混匀,制成 PBS-Tween 20 溶液。

2. 酶标用稀释液配制　将牛血清白蛋白(BSA)按终浓度 1% 加入 pH 7.4 PBS 中,充分混匀,制成 1% BSA-PBS 溶液。

3. HRP 显色底物溶液配制

(1)底物液 A(3,3',5,5'-四甲基联苯胺,TMB)

TMB	200mg
无水乙醇	100ml
加双蒸水至	1000ml

(2)底物液 B(缓冲液)

Na_2HPO_4	14.6g
柠檬酸	9.33g
0.75% 过氧化氢尿素	6.4ml
加双蒸水至	1000ml

调至 pH 5.0~5.4

4. OPD-H_2O_2 溶液(HRP 显色底物溶液)

(1)OPD(邻苯二胺)稀释液

19.2g/L 柠檬酸	48.6ml
71.7g/L $Na_2HPO_4 \cdot 12H_2O$	51.4ml

(2)OPD-H_2O_2 溶液

OPD	40mg
OPD 稀释液	100ml
30% H_2O_2	0.15ml

5. DAB 溶液(HRP 显色底物溶液)　DAB(3,3'-二氨基联苯胺)6mg 溶于 50mmol/L pH 7.6 Tris 溶液 10ml,滤纸过滤。并加 30% H_2O_2 10μl。

6. 2mol/L H_2SO_4(ELISA 终止液)

98% H_2SO_4(18mol/L)	100ml
双蒸水	800ml

先取双蒸水 600ml,将 98% H_2SO_4 100ml 缓慢滴加并不断搅拌,再加入 200ml 双蒸水,共 900ml。

四、其他类试剂

1. 饱和硫酸铵溶液

硫酸铵	767g
加蒸馏水至	1000g

将硫酸铵 767g 边搅拌边缓慢加到 1000ml 蒸馏水中,用稀氨溶液或硫酸调至 pH 7.0,此即饱和度为 100% 的硫酸铵溶液(4.1mol/L,25℃)。

2. Alsever 溶液

葡萄糖	2.05g
柠檬酸钠	0.89g
柠檬酸	0.05g
氯化钠	0.42g
蒸馏水	100ml

用无菌的 3% $NaHCO_3$ 调 pH 至 7.2~7.4,113℃灭菌 15 分钟,4℃冰箱保存。

（陈　晨）

Hep2细胞染色(40X)　　　　　　　　肝组织切片染色（20X）

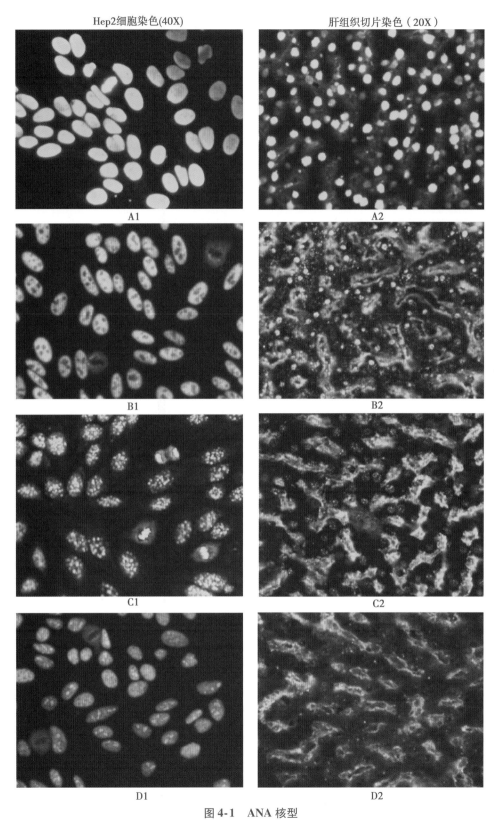

图 4-1　ANA 核型

A. 均质型；B. 颗粒型；C. 着丝点型；D. 核仁型

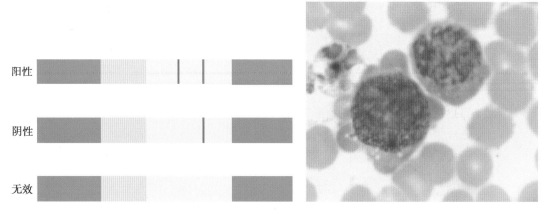

阳性	
阴性	
无效	

图 4-4　胶体金免疫层析试验结果判定

图 5-1　淋巴母细胞

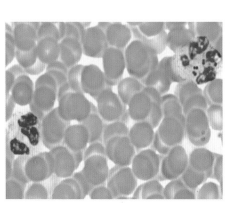

图 5-2　吞噬试验

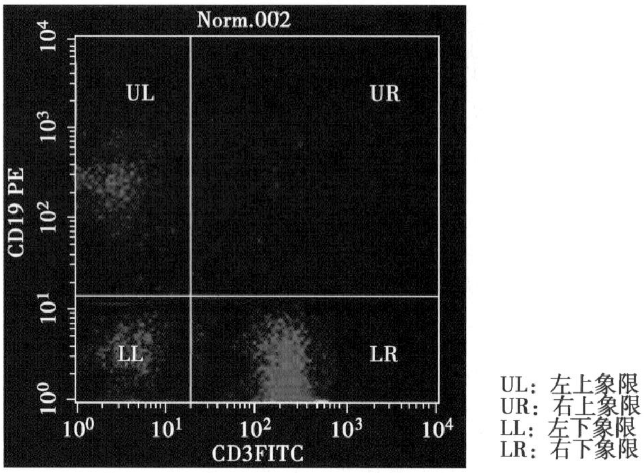

UL：左上象限
UR：右上象限
LL：左下象限
LR：右下象限

图 11-2　细胞分析二维散点图（四象限）

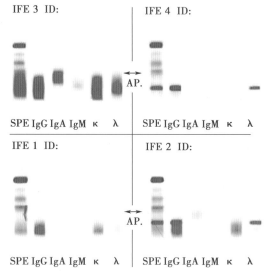

图 11-3　免疫固定电泳结果